こどもの あざによくみる 50症状

どう診て・どう対応するか

母子愛育会 総合母子保健センター 愛育病院 皮膚科部長
山本一哉 監修

国立成育医療センター 皮膚科医長
佐々木りか子 著

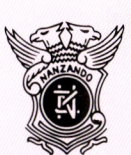

南山堂

監修のことば

「こどもの皮膚50症状シリーズ」も第4部「あざ」で結末を迎えることができた．絶えずご支援をいただいた南山堂編集部の皆さんに心から感謝する次第である．

今回の「あざ」については，国立成育医療センター皮膚科医長佐々木りか子先生に，当初から執筆をお願いすることに決めてあった．なぜなら同センター開設にあたって，さまざまな外圧があったが，国立小児病院皮膚科で長年ともに過ごした佐々木先生以外に適任者はいないと信じた方だからである．その後，日本の小児皮膚科学を支えてのご活躍は諸兄姉ご存じのとおりである．

さて，小児科学の泰斗の調査によると，生後1ヵ月までのこどもを持つ母親が，育児に関して持っている悩みの1／3強は皮膚に関するものであったという．このような新生児期の皮膚の悩みには「あざ」が大きな部分を占める可能性が考えられる．したがって医療関係者には，「あざ」についての質問が，いろいろな機会に多くなされるに違いない．そして，そのような場合には，できるだけ誤った説明が行われることのないようにしたいものである．そのためには「あざ」に関しての最新の情報が提供されなければ意味がないことになる．今，ここにその目的に最適任の著者による，最新の知見が網羅された「こどもの皮膚50症状シリーズ」完結編である「あざ」が上梓されたことは本当に喜ばしいことである．

2007年春

愛育病院皮膚科部長　　山本　一哉

序

　小児科や皮膚科の外来診療，あるいは，乳児検診で，あざの相談をされることは大変多いと思います．

　この本では，日常，非常によく遭遇すると考えられる，比較的軽症のあざを中心に述べてあります．

　したがって皮膚科を研修する医師や小児科医を対象にしていますが，皮膚専門医にも十分役立つものと考えています．

　そして，とくにあざを診察した際に重要な知識と指導の要点として，

　1．自然消退するかどうか
　2．小児科医が専門医に紹介するべき判断要素と適切な時期

　について実践に即して記してあります．

　最近は，あざ用のレーザーも普及し，一般的なあざには健康保険が適用されていますから，レーザー治療に対する知識も知っておかなければならないでしょう．

　今後レーザー治療はさらに進んで，ここに記したことも古いと言われる時代がすぐやってくるとは思いますが，少なくとも現在の状況を，小児専門病院の皮膚科から発信しておきたいと思います．

2007年3月

佐々木りか子

こどものあざによくみる50症状
どう診て・どう対応するか

CONTENTS

Ⅰ. 母斑とは … 9
1 血管腫 … 10
2 メラノサイト系母斑 … 13

Ⅱ. 症状の診かた … 14

Ⅲ. あざのレーザー治療に適した年齢と麻酔の必要性について … 17

こどものあざによくみる50症状
どう診て・どう対応するか

Ⅳ. あざによくみる50症状 ……………………………………… 21

    1.   苺状血管腫　22
    2.   苺状血管腫　24
    3.   苺状血管腫　26
    4.   苺状血管腫　28
    5.   苺状血管腫兼海綿状血管腫　30
    6.   苺状血管腫　32
    7.   苺状血管腫　34
    8.   単純性血管腫（Sturge-Weber症候群）　36
    9.   サモンパッチ　38
  10.   サモンパッチ　40
  11.   サモンパッチ　42
  12.   ウンナ母斑　44
  13.   単純性血管腫（Klippel-Trenaunay-Weber症候群）　46
  14.   先天性毛細血管大理石様皮斑　48
  15.   星芒状血管腫　50
  16.   毛細血管性血管腫　52
  17.   毛細血管拡張性肉芽腫　54
  18.   色素性母斑　56
  19.   色素性母斑　58
  20.   色素性母斑（獣皮様母斑）　60
  21.   色素性母斑　62
  22.   足底の色素性母斑　64
  23.   足底の色素性母斑　66
  24.   爪甲線条母斑　68
  25.   爪床母斑　70

CONTENTS

26. 手掌の色素性母斑　72
27. 亀頭部の色素性母斑　74
28. 有毛性色素性母斑　76
29. サットン母斑　78
30. ダーモスコピー　80
31. 青色母斑　82
32. 太田母斑　84
33. 太田母斑 ―思春期―　86
34. 異所性蒙古斑 ―下肢―　88
35. 異所性蒙古斑 ―手背―　90
36. 異所性蒙古斑 ―肩から上腕―　92
37. 扁平母斑　94
38. 脂腺母斑　96
39. 脂腺母斑　98
40. 先天性皮膚欠損　100
41. 表皮母斑　102
42. 神経線維腫症1型　104
43. 神経線維腫症1型　106
44. 神経線維腫症1型　108
45. McCune-Albright症候群　110
46. 色素失調症　Bloch-Sulzberger症候群　112
47. 葉状白斑（結節性硬化症）　114
48. 血管線維腫（結節性硬化症）　116
49. 肥満細胞症　118
50. 平滑筋母斑（立毛筋母斑）　120

Ⅰ. 母斑とは

　母斑nevusには明確な定義はないと言った方が正しいと思います．すなわち，まだ原因が明らかにされていない部分が多い疾患群です．

　Unna（1894）の述べた母斑の疾患概念を借りると「遺伝的または胎生期の要因により，生涯のさまざまな時期に出現し，きわめて緩慢に発育，かつ色調あるいは形の異常を主体とする限局性の皮膚奇形である」と述べています．このほか，母斑の概念としては「胎生期の体細胞突然変異により生じた奇形（過誤腫あるいは欠損ないしは欠失）」とする考え方が一般的であると考えます．したがって，母斑には遺伝性が明らかでないものが多いのですが，先天性の母斑および，いわゆる母斑症phacomatosisの中には遺伝性が明らかにされているものがあります．また，有名なサモンパッチ（頭部顔面の正中部にできる淡い単純性血管腫）は，比較的最近，常染色体優性遺伝であることが報告されました．

　かつては，母斑は血管腫も含め「血管系の奇形」として血管腫も母斑に総括された疾患概念に含めて考えられていました．しかし現在では血管腫は母斑からは独立した疾患概念であるという分類がなされることが一般的となっています．

　またさらに，血管腫hemangiomaと血管奇形vascular malformationも区別されています．

　たとえば，有名な単純性血管腫hemangioma simplexという疾患名は，わが国ではまだ広く使われているが，欧米では使われなくなっています．

　母斑症という疾患名もわが国ではまだ一般的に使われていますが，欧米では神経皮膚症候群neurocutaneous syndromeと呼ぶようになっています．その代表的な症候群の一つである神経線維腫症も，まだわが国では，レックリングハウゼン（氏）病という病名が常識的，かつ一般にも普遍的に使われていますが，これも，欧米ではほとんど使用しなくなっている病名です．

　母斑と血管腫の分類は表1（p.18）に示します．

　それでは，外来でよく遭遇する一般的な母斑と血管腫について解説しましょう．

1 血管腫

1．苺状血管腫

臨床症状の特徴と自然退縮の経過

　苺状血管腫は，間葉起源の内皮細胞増殖性過誤腫です．最近，レーザー治療が普及し，乳児健診でこの血管腫に対して「消える」という予想を安易に告げることは，後々問題を引き起こすことがあるので注意しなければなりません．レーザー治療が発達すればするほど，自然経過を追うことが少なくなると考えますので，ここに典型的な経過を記しておくので参考にしてください．

【放置した苺状血管腫の自然経過】

①生後すぐは症状がみられず，生後1～4週間の間に，紅斑や丘疹として生ずることが多い．

②その後急速に膨隆して，苺を半切して皮膚に乗せたような，表面が粗で赤色の腫瘤を形成する．大きさは，数mmから10数cmくらいまでが多く，数は単発から播種状のものまで様々である．なお，播種状のものは多臓器合併がありうるので，まずは紹介の対象である．

③苺状血管腫は，生後6ヵ月までは増大するが，その後5年間ほどかけて徐々に退縮するという性質をもつ．

④筆者の経験では，小さいもの（直径1cmくらいまでで，隆起の少ないもの）は，皮膚の弛緩および血管をまったく残さずに退縮する．あるいは局面型と呼んでいる皮膚表面からの隆起がかなり平坦なものも，将来はほとんどわからなくなる．

⑤退縮する臨床経過を少し詳しく述べると，腫瘍の面積が小さくなることはなく，緊満度が低下し，かつ高さを減らす．同時に，赤色から紫色調に変化し，ポツポツと点状に常色の皮膚が見えてくるようになり，あたかも霜降り牛肉のような様相になる．

⑥皮下型の血管腫を伴い（皮下のものは常色～静脈色），表面に認める血管腫には隆起がほとんどないか，あっても少ないものであれば，皮下血管腫はかなり退縮する場合が多いので，将来はほとんどわからなくなることも多いと考えてよい．皮下のものは完全に退縮しないとしても，部位により脂肪織が豊富なところほど，また青年期に筋が豊富になればほぼその中に埋もれてしまうと考えてよい．

⑦さてしかしながら，これらは苺状血管腫のうちの一部であり，むしろ自然退縮を待っても，血管が網状に残り弛緩した腫瘤として残るものが多い．

　結局は，自然退縮で完全に消退するものは，1cm程度までのもので，大きいものほど残存する程度も大きい．

【パルス色素レーザー治療の効果】

　さて，血管腫に対するレーザー治療には，パルス色素（ダイ）レーザー（以下PDL）が最もよく使われます．健康保険の適応されているPDLは，皮膚の中では赤色調を決定

母斑とは

SPTL-1b 仕様＆特徴

レーザータイプ	フラッシュランプ励起パルスダイレーザー
波　長	585nm
パルス幅	450μ秒
照射エネルギー	照射径7mm，5mm　3〜10J/cm²
	照射径2mm　　　　6〜10J/cm²
	0.25J/cm²ずつ増加
本体重量	272kg

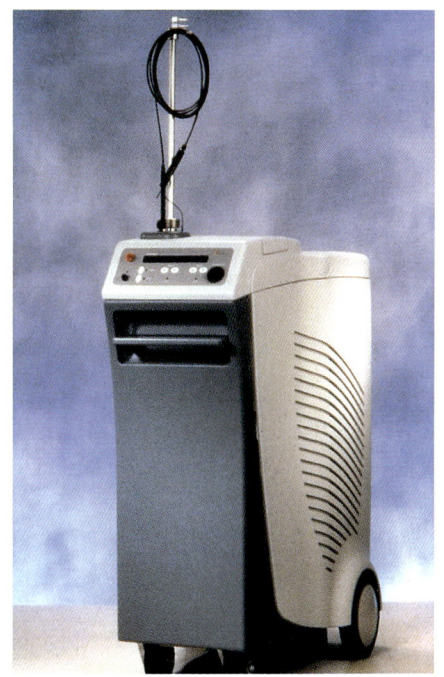

血管腫治療用色素レーザー装置
キャンデラSPTL-1b

色素レーザーとは？
液体（色素）を媒質とした特定の波長585nmを発振するダイレーザーです．

特定の波長585nmとは？
585nm波長はターゲットとする参加ヘモグロビンに選択的に吸収されるため，そのターゲット以外の周辺組織にはほとんど吸収されません（周辺組織を破壊しません）．

ダイレーザーとは？
1回の照射時間（パルス幅）が450マイクロ秒短い時間で異常な血管を破壊することができるレーザーのことです．

ダイレーザー　主な適用疾患
◆単純性血管腫
◆苺状血管腫
◆毛細血管拡張症
◆いぼ　など

している酸化ヘモグロビンだけに特異的に吸収されるので，他の組織や成分にほとんど影響を及ぼさずに赤色調を減少させることができます．したがって，血管自体は同時に発生する熱エネルギーによりある程度破壊されますが，腫瘍である苺状血管腫すべてを破壊することは無理であると考えるべきです．熱エネルギーは副作用として熱傷を起こすため，PDLに冷却装置が内蔵された機器が開発されていますが，わが国ではまだ厚生労働省の認可が降りていません（2007年3月現在）．この機器による治療は冷却装置のないものに比べて，高いエネルギーの光を照射できる点で，効果が高くなります．

　PDLで，増大期にあまり大きくさせないようにするためには，発症からすぐに，2か

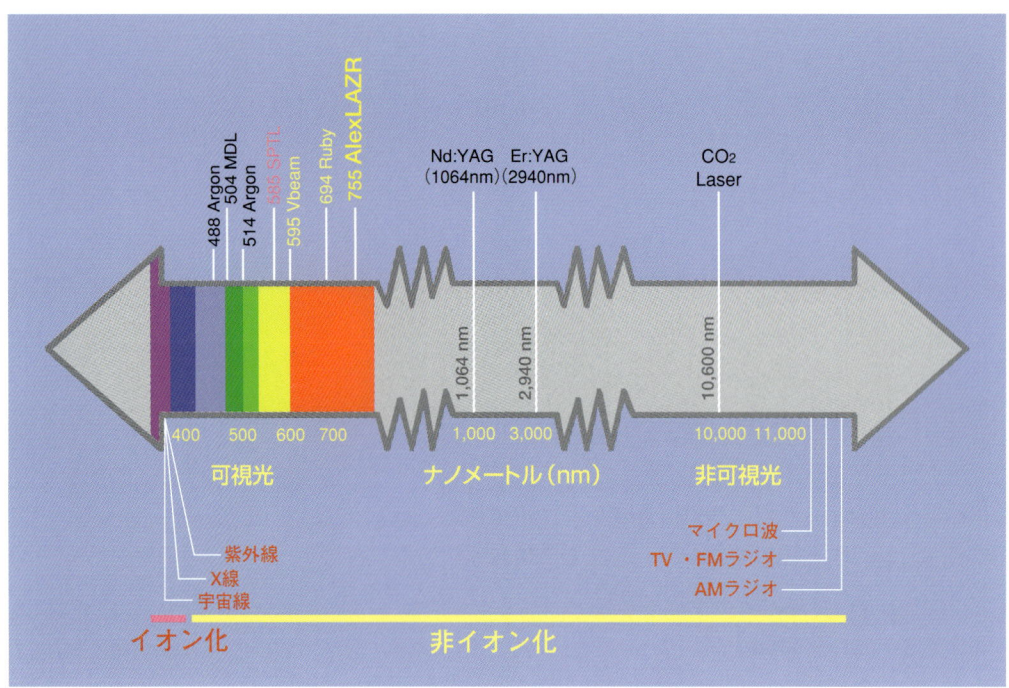

ら4週間間隔で増大する期間連続で照射する方法があります．健康保険は3ヵ月以上の間隔をあけて照射するように規制されているので，この場合は原則として自費治療になります．

最適な治療開始時期，すなわち生後1ヵ月以内を逃さなければ，かなり良い効果を出せるのではないかと考えています．

なお，非常に増殖性が強い血管腫，あるいはステロイドの内服療法や局所注射の適応とされてきた①開眼に影響する位置にあり，将来視力低下をきたす可能性があるもの，②口唇あるいは肛門にあり，吸啜あるいは排便に支障をきたすもの，についてはPDL照射の単独治療では，効果が上がらないことがあります．この場合には，他のレーザー機器による治療（自費治療）や手術療法，硬化療法など併用します．このような治療は，形成外科に精通した医師が勤務するしかるべき施設に，早急に紹介するべきでしょう．

さて，現在ほどレーザー治療が普及していなかったときに乳児であったこどもは自然退縮が終了した5歳以降の年齢に達しています．これらの患者に照射した場合には，残存した赤い血管は消失させることができますが，弛緩した腫瘍の線維性瘢痕を変化させることはできません．これに至ってしまった場合の治療は，形成外科領域の手術が適しているかどうか診察を受けるしかありませんが，実際には弛緩した皮膚の手術というのは整容的によりよい状態にすることが難しい場合が多いのが現実です．

2．単純性血管腫

単純性血管腫は，前述したようにhemangiomaではなく，血管の拡張を病態とします．

生来から存在を認識されることが多く，周囲との境界が明瞭な平らで赤いあざであり，また生涯消えることはありません．むしろ，思春期を過ぎた頃から成人期にかけて，鮮紅色であった色調が赤紫色の色調に変化したり，それと同時に静脈瘤を形成することがあります．

単純性血管腫は遺伝性をもちませんが，正中部母斑あるいはサモンパッチと呼ばれる①前額中央の逆三角形，②上眼瞼内側3分の1，③鼻の下部中央に出現する，周囲との境界が不明瞭な淡紅色の単純性血管腫です．これらは徐々に自然消退する性質をもちますが，完全に消退するとはかぎりません．またこれらは，前述したように，常染色体優性遺伝であることが比較的最近明らかにされました．

正中部母斑はさらに頭部から項部（項部のものをとくにウンナ母斑と呼ぶ）に存在することがあります．上眼瞼内側3分の1の部分と鼻下部中央にある，淡紅色のサモンパッチの自然消退率は，1歳半でほぼ100％です．つまり，眼瞼の内側のものと鼻の真下の淡いサモンパッチだけは，放置してよいでしょう．

しかし前額部のサモンパッチの消退率は，文献的に平均1歳半で80％，3歳で90％，9歳で95％です．残りの5％は成人まで残るわけです．項部のものは，消退率50％以下と，残ることが多いのです．上眼瞼や鼻の下でも，左右にずれたり，周囲との境界も明瞭なものほど，消退はしません．

また，単純性血管腫を伴う症候群として，スタージ・ウェーバー症候群 Sturge-Weber syndrome（顔面三叉神経領域：通常は片側：の単純性血管腫，同側の脳内石灰化，同側の脈絡膜血管腫あるいは緑内障を三徴とする）とクリッペル・トレノーネイ・ウェーバー症候群 Klippel-Trenaunay-Weber syndrome（四肢片側の単純性血管腫，同側の肢の肥大と延長）は，比較的よく遭遇する症候群です．各科の精査と治療が必要です．

前述した症候群の血管腫は，皮膚深部に至るものが多く照射回数が多くかかることが多いです．同じ単純性血管腫でもレーザー治療の効果は異なるが，年齢は小さいほど効果は高いのが現状です．

とくに13歳以上で紫色調が強くなった場合は効果が低くなります．

2 メラノサイト系母斑

わかりやすく言えば，黒，茶，青色のあざがメラノサイト系母斑です．神経節起源であるメラノサイト系母斑は，色素性母斑・母斑細胞母斑が黒色，扁平母斑が褐色，蒙古斑や太田母斑が青色の色調をもつ母斑です．このうち扁平母斑だけはメラニン色素が増加している母斑であり，あとはメラニンを有する母斑細胞の増殖です．太田母斑は，褐色や赤色の色調が混在しているのが特徴です．

II. 症状の診かた

　色素性母斑（黒子も含めて）について悪性かどうかを相談された場合，皮膚科専門医に紹介するのが一番です．しかし，実際に日本人の小児の悪性黒色腫はきわめてまれであるので，以前からあった黒子が少し変化したという状態で緊急性があることは少ないと考えてよいのです．足底の母斑細胞母斑であっても小児の場合，多くは経過を観察します．メラノサイト系母斑にはQスイッチルビーレーザー

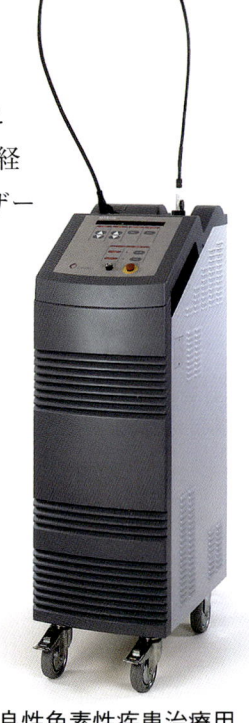

皮膚良性色素性疾患治療用
レーザー装置　Alex Lazr

Alex Lazr 仕様＆特徴

レーザータイプ	Qスイッチアレキサンドライトレーザー
波　長	755 nm
パルス幅	50n秒
照射エネルギー	照射径2mm〜18J／cm²
	照射径3mm〜10J／cm²
	照射径4mm〜5.5J／cm²
照射スピード	シングル，1，2，5ショット／秒
本体重量	113kg

Alex Lazrとは？
人工宝石の一種であるアレキサンドライトを媒質とした特定の波長755nmを発振するQスイッチレーザーです．

特定の波長755nmとは？
755nm波長はターゲットとするメラニンに選択的に吸収されるため，メラニン以外の周辺組織には吸収されません（周辺組織を破壊しません）．

Qスイッチレーザーとは？
1回の照射時間（パルス幅）が10億分の50秒という非常に短い時間でメラニンを破壊することができるレーザーのことです．

Qスイッチレーザー　主な適用疾患
青あざ（深在性の色素性疾患）
　◎大田母斑，異所性蒙古斑，外傷性色素沈着症など
黒・茶あざ（表在性の色素性疾患）
　◎老人性色素斑，雀卵斑，扁平母斑など
その他
　　◎刺青（青，黒，緑色）など

あるいはQスイッチアレキサンドライトレーザーが広く使用されていますが，色素性母斑にはメラニン用レーザー装置の保険適応はなく，効果も低いのです．メラニン色素用だけではなく何種類かのレーザー装置を併用すれば，色調を目立たなくすることができる可能性もありますが，数年の治療期間がかかる場合が多いと思います．少なくとも2007年2月現在のところ，確実性を望むなら切除術を勧めます．切除については，その母斑の部位と大きさ，また患者さんの月年齢により，方法が変わってきますから，形成外科医に相談するのがよいでしょう．

　一方，太田母斑や蒙古斑（腰殿部以外に存在する蒙古斑）にはメラニン用レーザーは有用です．蒙古斑と言えども，濃色のものは生涯消えないこともあります．最近の養育者は，お子さんが集団生活に入る以前に（いじめに合わないように）という希望が多いので，蒙古斑にも照射を希望される方がたくさん外来に来られます．同様の意味で顔にある太田母斑に関して治療を希望される養育者が多いことは言うまでもありません．ただし前述した単純性血管腫に比べると，思春期以降でもレーザー照射の効果は高いです．扁平母斑に関しては，一旦消退した場合でも再発する率が半数はあるとされていますが，照射を繰り返せばよいとする意見もあります．しかしながら，照射しすぎると，かえって脱色素に至らせてしまったりする場合も見られます．さらに，ルビーレーザーとアレキサンドライトレーザーの効果には差がないが，前者は健康保険適用があり，後者にはないという困った現状があります．こういうことから，扁平母斑に対しては養育者や患者本人の治療の希望が非常に強い場合を原則とし，治療効果の見込みと要する期間およ

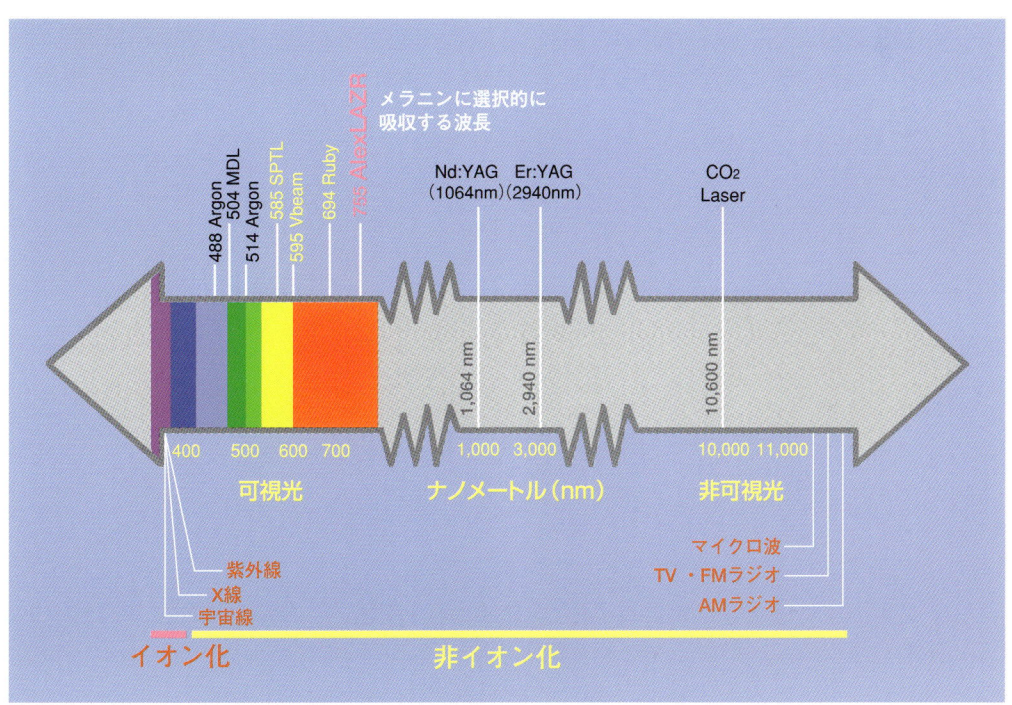

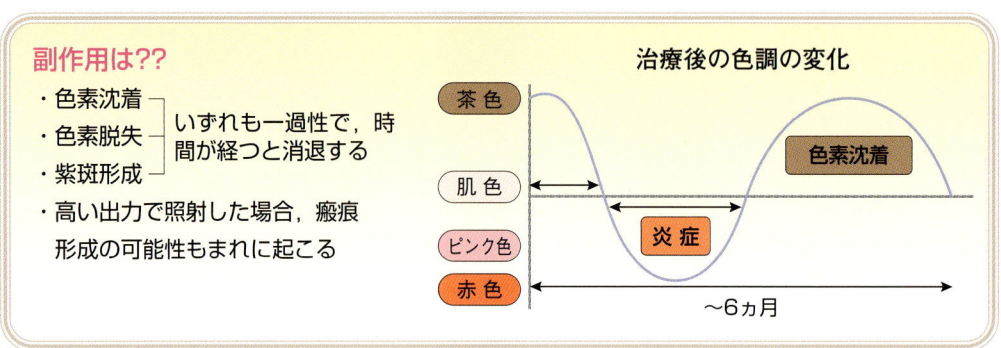

> **レーザー照射後の処置**
> ◆照射部位は，アイスパックなどで冷やします
> ◆照射部位は軽度の熱傷を受けている状態で，ステロイド軟膏，抗生物質含有などの軟膏を塗布します
> ◆照射後約5〜7日で痂皮が取れ，上皮化した肌が露呈するが，紫外線の影響を受けやすいためUVクリーム等でしっかりと遮光します

> **副作用は??**
> ・色素沈着
> ・色素脱失
> ・紫斑形成
> 　いずれも一過性で，時間が経つと消退する
> ・高い出力で照射した場合，瘢痕形成の可能性もまれに起こる

び回数，ならびに治療費などについて，よくインフォームド・コンセントをとっておくことが大切です．まず母斑の一部に試験照射をして数ヵ月後の経過を確認した後に，治療を開始する場合が多いと思います．

Ⅲ. あざのレーザー治療に適した年齢と麻酔の必要性について

　あざ用のレーザー治療は，母斑も血管腫も，新生児期からできます．そして，むしろ月齢が小さい乳児期に照射しておく方がよいと考えます．

　なぜなら，隆起型の苺状血管腫のように新生児期から照射を開始することが望ましいものもありますし，レーザー光の到達距離は約1.5mmと決まっていますから，皮膚の厚さが薄い若年齢の人ほど深部まで届きます．そしてレーザー後に起きた炎症からの回復も早いと思います．

　成人になっても効果があるのは，太田母斑ですが，単純性血管腫や扁平母斑は，年齢が高いほど効果が少なくなると思います．ですから，基本的にはあざのレーザー治療は早すぎることはなく，むしろ遅れると治療効果が減ることがあると考えてよいと思います．治療期間から考えても，あざのレーザー治療は，1回で済むことはまずありませんので，治療を終了するときを入園前や就学前にしたいという目的があれば，開始は早い方がよいわけです．

　さらに，乳児期に治療を開始する利点として，照射面積が少ないので，治療時間が短いこと，そして麻酔が必要ない（面積が広い場合と眼瞼を除いて）場合が多いということがあります．

　レーザー治療による疼痛は，ゴムで強くはじいた痛みに似ているもので，瞬間的な軽い衝撃と痛みに軽い熱感が加わったものです．したがって，本来，レーザー照射は必ずしも麻酔を必要としない痛みであり，むしろ痛みを和らげるためには冷やす方がよい種類のものです．これを数ミリの円形に出るスポットで連続照射します．1秒間に2～数発照射できますから，たとえば径が1～2cmのあざなら数秒で終わります．ですから，生後1歳未満の乳児なら，看護師が抑制した状態で，無麻酔で照射しています．

　あとは患部を冷やしますが，面積が小さい場合は終了後も痛みで泣いている赤ちゃんはいないようです．

　面積が数cm×数cm以上の場合と眼球に入光する可能性が高い場合は，鎮静や全身麻酔が必要となります．

　幼児期になった患者さんは，親御さんが治療したくても，本人にはあざを治療したいという希望がない場合が多く，まず治療用ベッドに上がってくれなくなります．そうでなくても，こどもが暴れてしまうと，照射は細かい作業なのでできませんし，なにより危険性が生じます．

本人が治療したいという意志がはっきりしている年齢は，早くて幼児期後半か，多くは学童期以降です．そうなれば抑制も必要なくなりますし，市販のリドカインテープや自家調整したリドカインクリームを利用して表面麻酔を行えば，全身麻酔の必要はなくなることが多くなります．眼球にも点眼麻酔をしてアイコンタクトシェルという保護用コンタクトを装着して行うことが可能になります．

表1　母斑nevusと神経皮膚症候群neurocutaneous syndrome（母斑症phacomatosis）

広義な母斑の定義
母斑とは，遺伝的または胎生的要因に基づいて，生涯のさまざまな時期に発現し，きわめて緩慢に発育，かつ色調あるいは形態の異常を主体とする限局性の皮膚奇形である（Unna 1894）．

母斑の分類

皮膚構成成分による分類

A. 上皮細胞系母斑：表皮，毛包，皮脂腺，汗腺
  1. 表皮母斑　epidermal nevus
  2. 脂腺母斑　nevus sebaceus（同義語：類器官母斑 organoid nevus）
  3. 面皰母斑　nevus comedonicus
  4. 毛包母斑　hair follicle nevus
  5. 副乳　accessory mamma
  6. エクリン母斑　eccrine nevus
  7. アポクリン母斑　apocrine nevus

B. 間葉細胞系母斑：真皮線維成分，血管，リンパ管，立毛筋，脂肪織
  1. 結合織母斑　connective tissue nevus
  2. 平滑筋母斑（立毛筋母斑）nevus leiomyomatosus
  3. 表在性皮膚脂肪腫性母斑　nevus lipomatosus cutaneus superficialis
  4. 軟骨母斑　nevus cartilagineus
  5. （血管性母斑）→血管腫 hemangioma と血管奇形 vascular malformation

C. メラノサイト系母斑

D.　皮膚の色素異常を伴うその他の母斑
  1. 扁平母斑
  2. Becker母斑
  3. 脱色素性母斑
  4. 貧血母斑

神経皮膚症候群

皮膚に母斑を形成するだけでなく，その母斑性の病変が全身の諸臓器にも生じ，中枢神経症状などを含んで一つのまとまった病像を呈するようになったものをさす．

現在，母斑症phacomatosisという表現は，国際的には使われない方向にある．
1. 神経線維腫症1型〜8型　neurofibromatosis type 1-8：von Recklinghausen disease
2. 結節性硬化症 tuberous sclerosis：プリングル病Pringle's disease
3. ポイツ・イェガース症候群　Peutz-Jeghers syndrome
4. 色素失調症 Incontinentia pigmenti：ブロッホ・ザルツバーガー症候群 Bloch-Sulzberger syndrome
5. スタージ・ウェーバー症候群 Sturge-Weber syndrome
6. クリッペル・トレノーネイ・ウェーバー症候群 Klippel-Trenaunay-Weber syndrome
7. 神経皮膚黒色症　neurocutaneous melanosis
8. 汎発性黒子症候群　lentiginosis profusa：LEOPARD syndrome
9. 基底細胞母斑症候群　basal cell nevus syndrome
10. フォン・ヒッペル・リンドウ症候群 von Hippel-Lindau syndrome
11. 色素血管母斑症　phacomatosis pigmentovascularis
12. オスラー病　Osler disease：遺伝性出血性毛細血管拡張症 hereditary hemorrhagic telangiectasia：Osler-Rendu-Weber 病
13. 青色ゴムまり様母斑症候群　blue rubber-bleb nevus syndrome
14. マフッチ症候群 Maffucci's syndrome
15. ジンサー・エングマン・コール症候群　Zinsser-Engman-Cole syndrome
16. 表皮母斑症候群 epidermal nevus syndrome
17. 先天性血管拡張性大理石様皮斑 cutis marmorata telangiectatica congenita

血管腫の分類

日本では，慣習的に単純性血管腫hemangioma simplexという疾患名を使用するが，国際的には血管腫hemangiomaは腫瘍性増殖をきたしたものをさし，単純性血管腫はport-wine stainと呼ばれ，毛細血管の拡張と奇形を主体とする血管奇形vascular malformationに分類されている．

Hemangioma
1. 苺状血管腫――――――Kasabach-Merritt 症候群
2. 毛細血管拡張性肉芽腫 teleangiectatic granuloma：化膿性肉芽腫 pyogenic granuloma
3. tufted angioma：血管芽細胞腫（中川）angioblastoma of Nakagawa

Vascular malformation
1. 毛細血管性　単純性血管腫――――――Sturge-Weber 症候群
　　　　　　　　　　　　　　　　　Klippel-Trenaunay-Weber 症候群
2. 静脈性　①海綿状血管腫 cavernous hemangioma
　　　　　②静脈湖 venous lake
3. リンパ性　リンパ管腫
4. 中間型　被角血管腫 angiokeratoma など
上記の中間型もいろいろ存在する

Ⅳ. あざによくみる50症状

1. 苺状血管腫
2. 苺状血管腫
3. 苺状血管腫
4. 苺状血管腫
5. 苺状血管腫兼海綿状血管腫
6. 苺状血管腫
7. 苺状血管腫
8. 単純性血管腫（Sturge-Weber症候群）
9. サモンパッチ
10. サモンパッチ
11. サモンパッチ
12. ウンナ母斑
13. 単純性血管腫
    （Klippel-Trenaunay-Weber症候群）
14. 先天性毛細血管大理石様皮斑
15. 星芒状血管腫
16. 毛細血管性血管腫
17. 毛細血管拡張性肉芽腫
18. 色素性母斑
19. 色素性母斑
20. 色素性母斑（獣皮様母斑）
21. 色素性母斑
22. 足底の色素性母斑
23. 足底の色素性母斑
24. 爪甲線条母斑
25. 爪床母斑
26. 手掌の色素性母斑
27. 亀頭部の色素性母斑
28. 有毛性色素性母斑
29. サットン母斑
30. ダーモスコピー
31. 青色母斑
32. 太田母斑
33. 太田母斑―思春期―
34. 異所性蒙古斑―下肢―
35. 異所性蒙古斑―手背―
36. 異所性蒙古斑―肩から上腕―
37. 扁平母斑
38. 脂腺母斑
39. 脂腺母斑
40. 先天性皮膚欠損
41. 表皮母斑
42. 神経線維腫症1型
43. 神経線維腫症1型
44. 神経線維腫症1型
45. McCune-Albright症候群
46. 色素失調症　Bloch-Sulzberger症候群
47. 葉状白斑（結節性硬化症）
48. 血管線維腫（結節性硬化症）
49. 肥満細胞症
50. 平滑筋母斑（立毛筋母斑）

1. 苺状血管腫

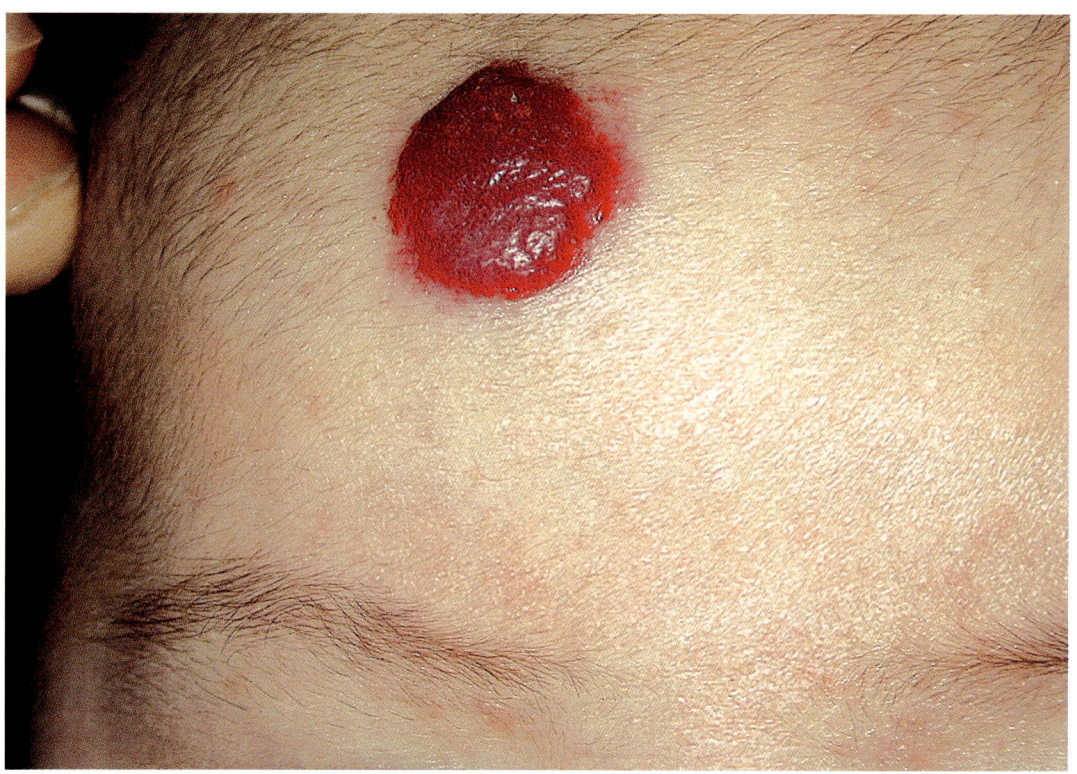

診かた・考えかた

　生後3ヵ月の女児である．右前額部に苺を半切して皮膚においたような，やわらかい赤色顆粒状の半球状腫瘤である．生後すぐには見られず，1週間くらいしてから紅斑あるいは紅色丘疹として始まり，急速に膨隆する．生後数週である面積に達すると，それ以上の広がりはなくなるが，生後5〜6ヵ月までは，高さと緊満度が増す．間葉系起源の血管内皮細胞増殖性過誤腫である．

治療のポイント

　今後まだ2ヵ月は隆起が継続する可能性があることを告げる．
　比較的直径も小さく，隆起も少ない方ではあるが，脂肪織の少ない部位の苺状血管腫は自然退縮を待つだけでは瘢痕形成を残してしまうことが考えられる．
　パルス色素レーザーだけでは，効果が低いが，冷却ガスを併用できる装置がついているか，あるいはVビーム（冷却ガス内蔵式パルス色素レーザー）で治療をすれば効果はあるので，早急に専門医に紹介する．
　苺状血管腫は，隆起しない時期から，約2週間隔でパルス色素レーザーを照射すると，隆起を阻止することができることがある．
　したがって，新生児期の適切な対処が望ましい．

母親への対応

　乳児健診で，自然退縮するから放置してよいと告げられていたのに，増大する一方なので心配して専門医を受診するという場合が多い．乳児健診や一般外来診療で，苺状血管腫を見たときに，たとえ小さいものであっても，専門医以外は放置してよいというアドバイスは禁忌である．
　苺状血管腫は，自然退縮する性質はあるが，完全に消失するものは，直径が1cmくらいまでの小さいものか，皮膚表面からの隆起がほとんどないものである．瘢痕を残す可能性があるので，早めに専門医に相談するようにと勧めておく必要がある．

2. 苺状血管腫

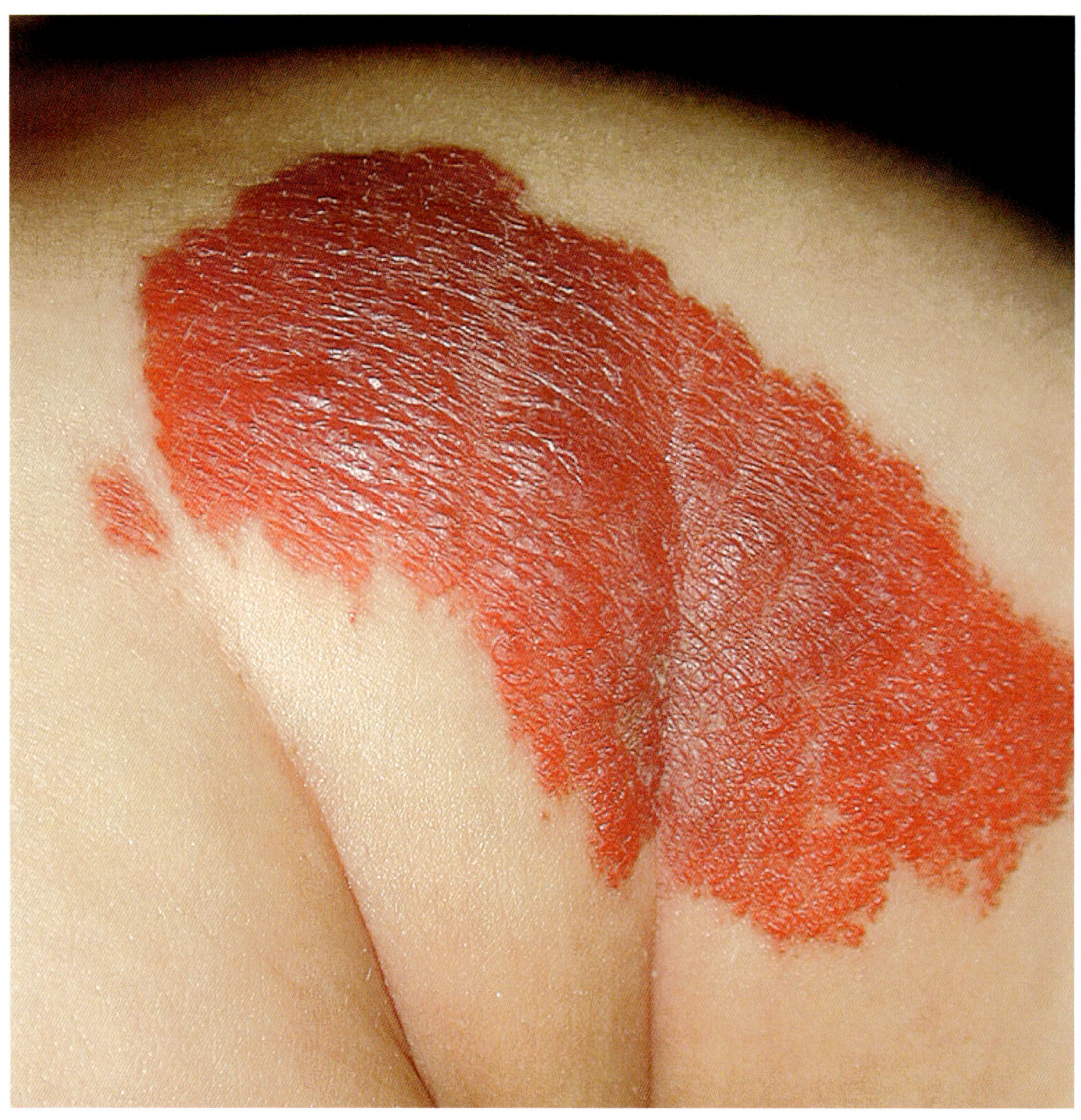

診かた・考えかた

生後3ヵ月女児の上腕部にできた苺状血管腫である．生後3ヵ月なので増大期ではあるが，今後も腫瘤状に隆起してくる可能性はない．こういう型は局面型といい，自然経過だけをみても，瘢痕をほとんど残さずに退縮する可能性が高い．

治療のポイント

上腕部であるので，半袖を着ると人目に触れる位置である．
局面型は，自然消退率も高いが，むしろそういうものは，血管腫用パルス色素レーザーの効果も現れやすいものである．とくに退縮期が始まる生後5ヵ月から，照射を開始すると効果がわかりやすい．それまでにレーザー施設のある専門医へ紹介する．

母親への対応

あと2ヵ月間は，赤みが消える様子はないことを告げる．しかしそれ以降は，面積は変わらないが，徐々に常色の皮膚が赤みの中に点々と現れてくること，それが自然退縮のサインであることを教える．
専門医への受診前に変化があると不安になる母親の気持ちを考え，近い将来の予測をしておくことが大切である．

苺状血管腫 strawberry hemangioma
病因：不明．血管内皮細胞の過形成による過誤腫．
症状：全身どこにでも生じ大きさも数ミリ〜数10cm．小さいものが全身に多発することもある．出生後すぐ養育者が気づく場合はまれで，ほとんどは生後1〜2週間目に点状から斑状の紅斑が見えて気づく．その後は1ヵ月くらいの間に比較的急速に隆起してくる．苺を半切して皮膚に乗せた様であることから，この病名がついた．すなわち，紅色よりは赤色に近く，表面は毛孔が拡大した小さい点状陥凹がみえる，柔らかい腫瘤．隆起の程度は数ミリ〜数cmとさまざま．硝子圧で退色する．20%のものは皮下型苺状血管腫か海綿状血管腫を合併する．生後5ヵ月くらいまで面積は変わらないが，隆起と色調が増強し，その後は徐々に灰白色を帯び，数年をかけて平坦化していく．ただし直径1〜2cm弱までのものは完全に消失すると言えるが，それ以上のものは種々の程度に瘢痕を残す．隆起が大きいものほど瘢痕は残る．
播種状血管腫 disseminated hemangioma：全身に多発する苺状血管腫がみられる症例は，脳，消化管，肝脾などの精査が必要．
病理：毛細血管内皮細胞の増殖．増殖期は管腔が明確でないことが多いが，消退期には管腔が顕著となり，その後繊維化する．
治療：パルス色素レーザー照射．有茎性のものは切除術の方が良好．
上記したような1cm程度のものは，部位が目立たないなら放置してもよいが，養育者の希望による．口唇に生じて吸啜を障害する場合，眼瞼に生じて開眼を障害する場合などは，ステロイド内服あるいは局所注射がよい．
貧血母斑 nevus anemicus：毛細血管の機能異常とされ，上胸部に好発．入浴時など周囲の皮膚が紅潮したときに，境界鮮明に蒼白部位が出現．NF1やPringle病に合併することあり．

3. 苺状血管腫

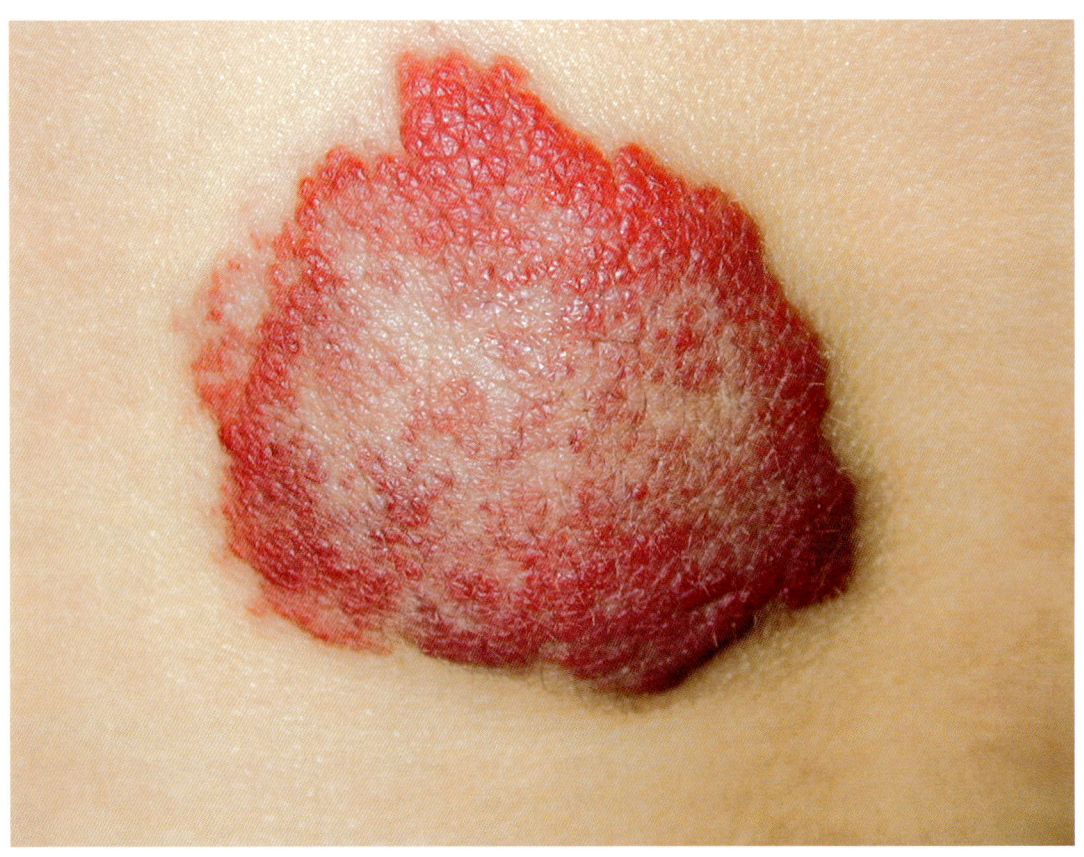

診かた・考えかた

　生後5ヵ月女児の背部の苺状血管腫である．赤みの中に常色の皮膚が点在しているのは，退縮期に至っている兆候である．緊満度が低下し，つまむと柔らかい．径は4cmほどあり，高さも2cmほどある．
　今後は，自然退縮が数年間続くが，赤みを残した瘢痕が残る可能性が高い．

治療のポイント

　このくらいの隆起であれば，冷却装置つきパルス色素レーザーあるいはVビームを使用すれば，高さを減らせる可能性はあるが，完全に正常な皮膚の状態にするのは難かしい．パルス色素レーザーだけでも赤みを減らすことはできる．
　できるだけパルス色素レーザーのある施設に紹介しておく．

母親への対応

　今後自然退縮を待っても，瘢痕を残す可能性が高いことを告げる．
　養育者として母親だけではなく父親を含めて近い親類の意見も総合して聞いておく機会をつくる方がよい．この時期に至ってしまった場合，レーザー治療は完全な効果を期待できるものではないので，強く勧める必要はない．養育者がどの程度に治療したいと希望しているかをよく聞いた上で，治療の希望が強い場合には専門医に紹介する．

4. 苺状血管腫

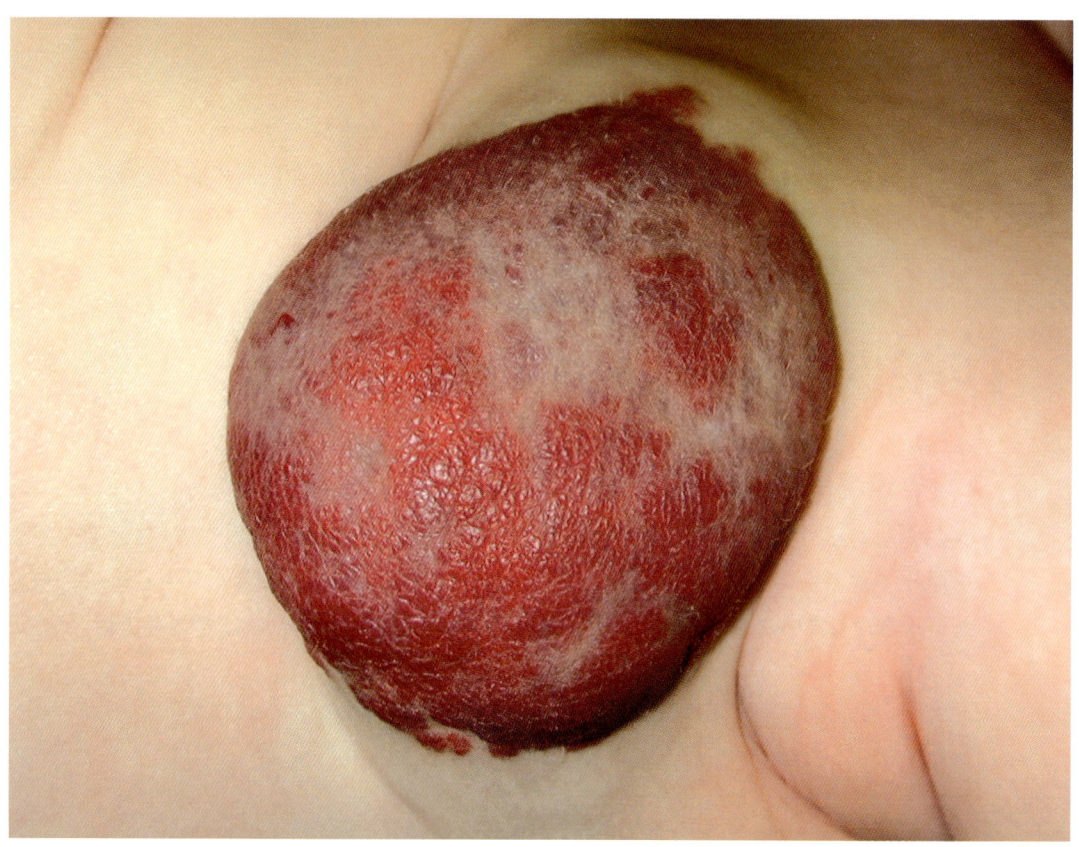

診かた・考えかた

　生後7ヵ月女児の上腕上部〜鎖骨部にかかる苺状血管腫である．この苺状血管腫は，径も7cm，高さも5cmと比較的大きいものである．表面の点在する常色部分を見て，退縮期を迎えていることがわかるが，それにもかかわらず高さは退縮を示していない．

　苺状血管腫は，幼稚園に入る3〜4歳頃にはほぼ退縮が終了し，就学前には完全に停止する．3歳時には，まだ赤みを残し，柔らかさは増すが，比較的大きな弛緩した瘢痕として残存しているであろう．

治療のポイント

　血管腫用パルス色素レーザーは，皮膚面から侵入する距離に限界があるので，このような腫瘤を形成している血管腫の隆起を小さくするような効果はあまりない．ただし赤みを消すことはできる．

　この血管腫のように径も高さも数cmを超えるものは，レーザー治療よりは外科的手術の適応である．手術は自然退縮が終了した瘢痕期に行うのがよいので，それまでに赤みだけをレーザー治療で消しておいてもよい．

母親への対応

　自然退縮をしばらく待って，幼稚園か就学前の集団生活に入る前に，手術を勧める．形成外科受診の必要性を告げる．

　それまでの間，赤みだけを消したいという希望があれば，レーザー治療施設を紹介する．

5. 苺状血管腫兼海綿状血管腫

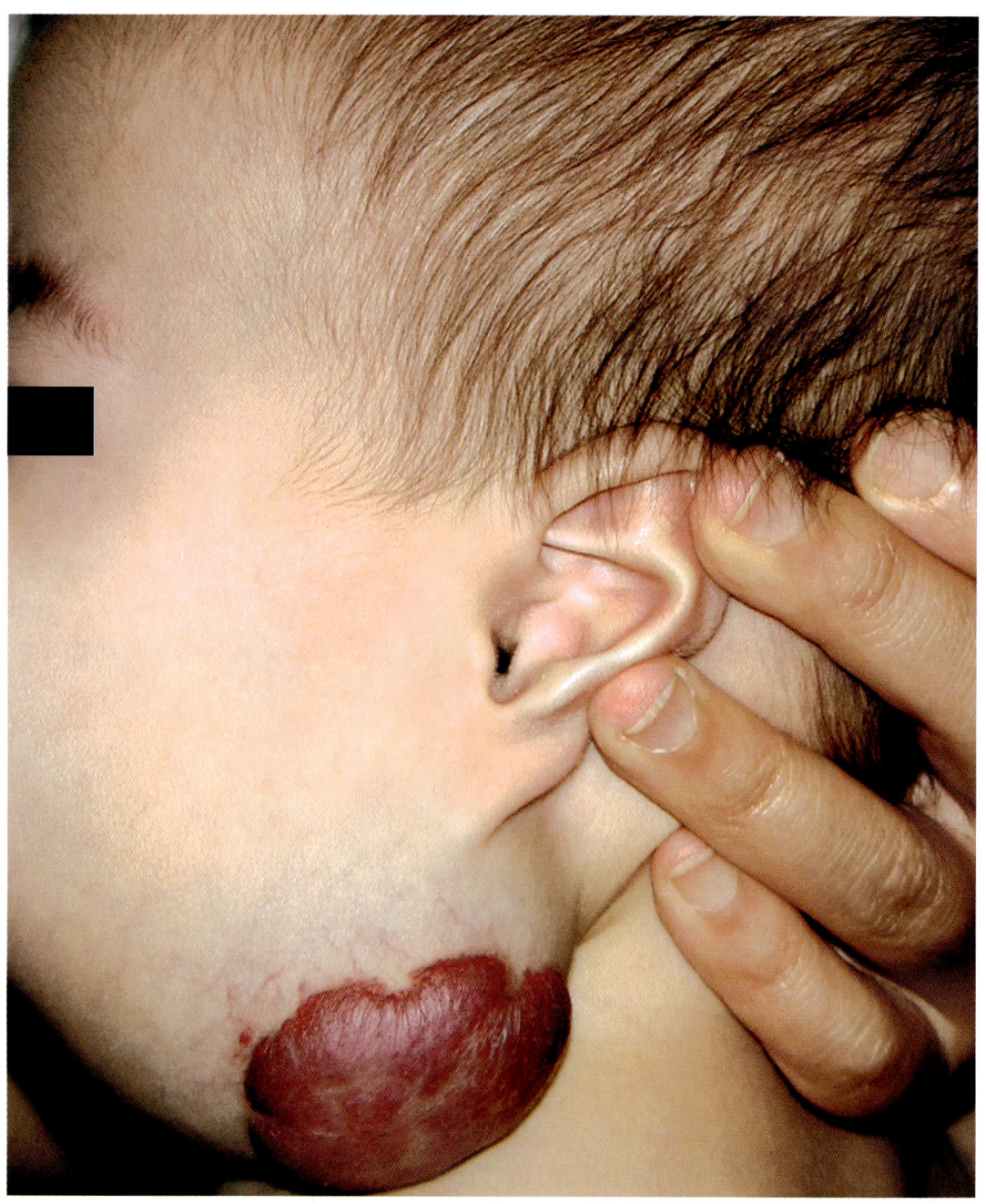

診かた・考えかた

　生後7ヵ月女児の耳下部にある大型の皮下海綿状血管腫とその上部の苺状血管腫だが，苺状血管腫を見ると，退縮期に入っている症状が観察される．この症例は苺状血管腫は皮下まで連続して存在する，すなわち皮下型苺状血管腫という診かたの方が適切である可能性もある．皮下の血管腫は，苺状血管腫と同じく数年の退縮を示す．半分程度の高さになることが多いのだが，とくに耳下部は理由はわからないが，退縮も著しいことが多い．

治療のポイント

　耳下部には，皮下血管腫が好発する．
　そして増大期には，頬の大きさの倍くらいまで隆起し緊満する．
　レーザー治療は，皮下血管腫には効果が低く，効果を出すとしても皮膚表面にある苺状血管腫にだけである．ステロイド内服，ステロイド局所注射，エタノール注入による硬化療法などもあまり効果が見られない．
　しかしながら，この部位の皮下血管腫は幸い，数年ほどでかなり小さく退縮することが多い．

母親への対応

　人目につく顔面に大きな血管腫があることは，若い母親にとっては心労がある．
　どの母親もわが子の生来のあざについては，自責の念を抱いている部分があるのでその心中を察する必要がある．この部位の血管腫については将来の予測を経験的にできる医師に紹介するのが一番である．

参考

Kasabach-Merritt 症候群

病因：巨大な毛細血管性血管腫が血小板減少を引き起こす hemangioma-hemorrhage syndrome の一型である．苺状血管腫に類似した血管腫であるが，より未分化な細胞から構成された血管腫であることが多い．
症状：皮下型の硬い巨大血管腫が出生時～生後3ヵ月くらいまでに初発，色調は暗赤紫色～赤褐色で板状硬結．血管腫内出血により，血小板が消費され，播種性血管内凝固症候群（DIC）を起こす．
治療：DICの治療．放射線照射．ステロイド内服．

6. 苺状血管腫

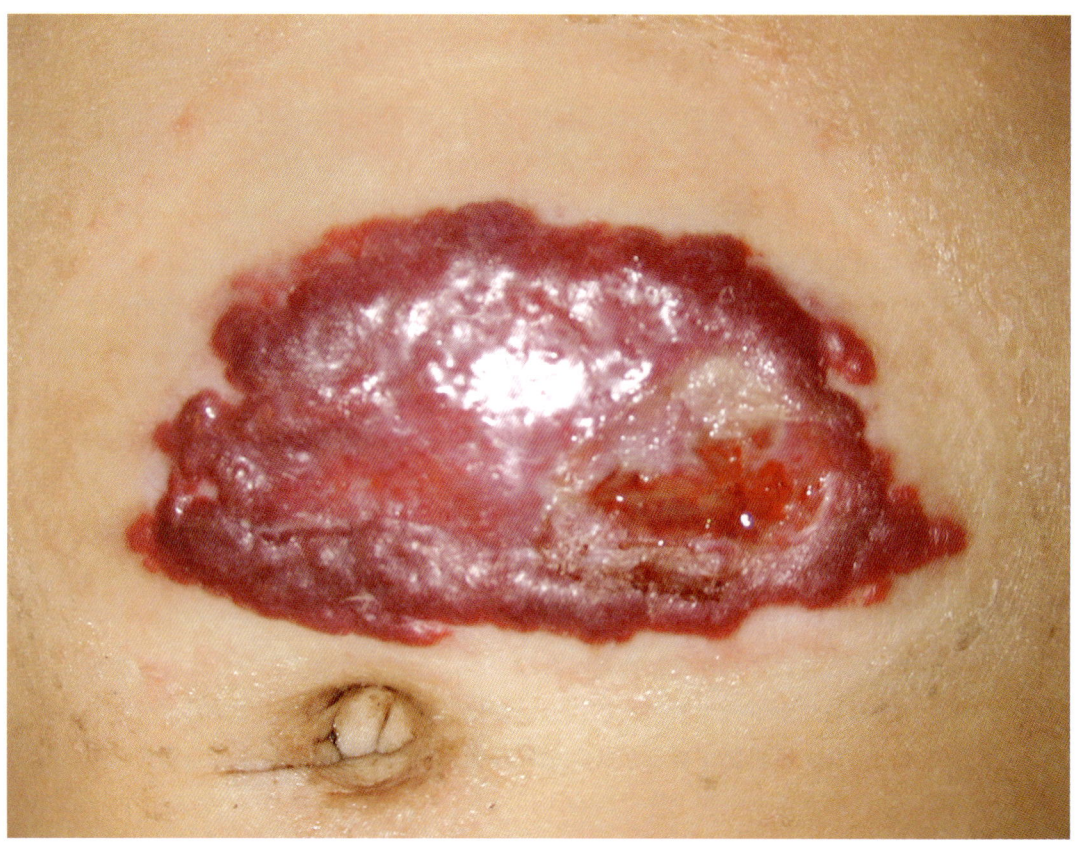

診かた・考えかた

　生後3ヵ月女児の腹部の苺状血管腫が，潰瘍を形成している．もともと自壊しやすい性質である血管腫と，そうでないものがあることがある．自壊しやすい性質の血管腫は，表面が顆粒状でなく平坦で，赤みが強く緊満しているものに多い．また，本来の性質だけではなく，物理的機械的な刺激が慢性的に加わる部位にあると自壊しやすい．口唇，肛門周囲の血管腫は潰瘍をつくりやすい．

治療のポイント

　こういう場合，二次感染は起きていない．潰瘍があっても炎症も疼痛もなければ，感染の兆候と考えなくてよい．おむつの漏れ止めストッパーがこすれないような工夫をする．
　潰瘍に抗生剤軟膏は不要で，ガーゼで覆うと剥がすときに浸出液が乾いて固着し新生した肉芽を取り去ってしまうし，患児も啼泣するのでしない．白色ワセリンを厚めに塗布してビジダーム®やテガダーム®で被覆する．それと同時にステロイドを内服させた方がよい．レーザー治療は，潰瘍形成を助長するときがあるので，退縮期から開始した方がよい．

母親への対応

　被覆した材料は，剥がれてしまった場合以外，数日から1週間は交換しないでおくようによく指導する．創傷治癒過程に起こる反応であることを説明する．
　2～3週間の内服治療で潰瘍は肉芽になるのが普通であるが，その部は最終的に瘢痕形成しやすいことを説明しておいた方がよい．

私 の 処 方

- プレドニン® 1～2mg／kg　分2　2週間．以後経過を見ながら漸減

7. 苺状血管腫

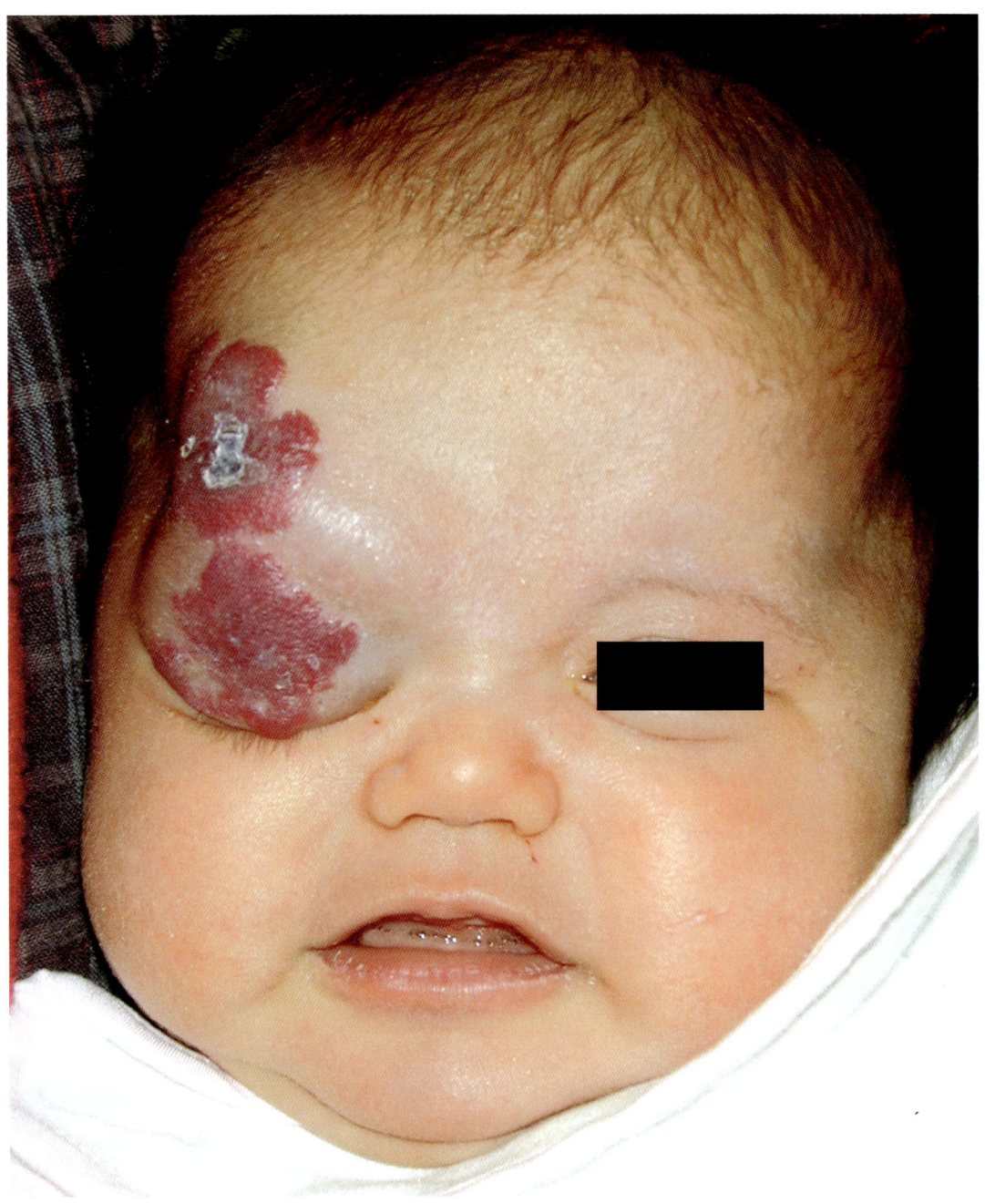

診かた・考えかた

生後2ヵ月の女児の苺状血管腫が，右眼瞼から右前額部にかけて存在している．

右の眼瞼は完全に閉鎖された状態で，開眼ができない．児は，生後6ヵ月までに開眼できない状態が継続すると，弱視になる可能性がある．生後6ヵ月まではまだ増大する時期でもあり，早急な開眼をさせる治療を考えるべきである．

治療のポイント

早急に縮小させる必要がある苺状血管腫には，
①眼瞼のもの
②口唇にあり吸啜ができない場合
③肛門にあり排便に支障をきたす場合

がある．増大期にパルス色素レーザーを照射するとかえって，出血や潰瘍を形成させてしまうことがあるので，ステロイド内服がよい．

局所の手当ては，6の項に準ずる．退縮期が訪れたころからレーザー治療の適応を考え，いずれは瘢痕を残すので形成外科的手術が必要となろう．

母親への対応

初期の治療は重要であることをよく理解させて，ステロイドは回数を守って内服するように告げる．また，1週間くらいの間隔で受診をさせる必要がある．

私 の 処 方

- プレドニン®2mg／kg　2週間．以後経過を見ながら漸減

8. 単純性血管腫
Sturge-Weber症候群

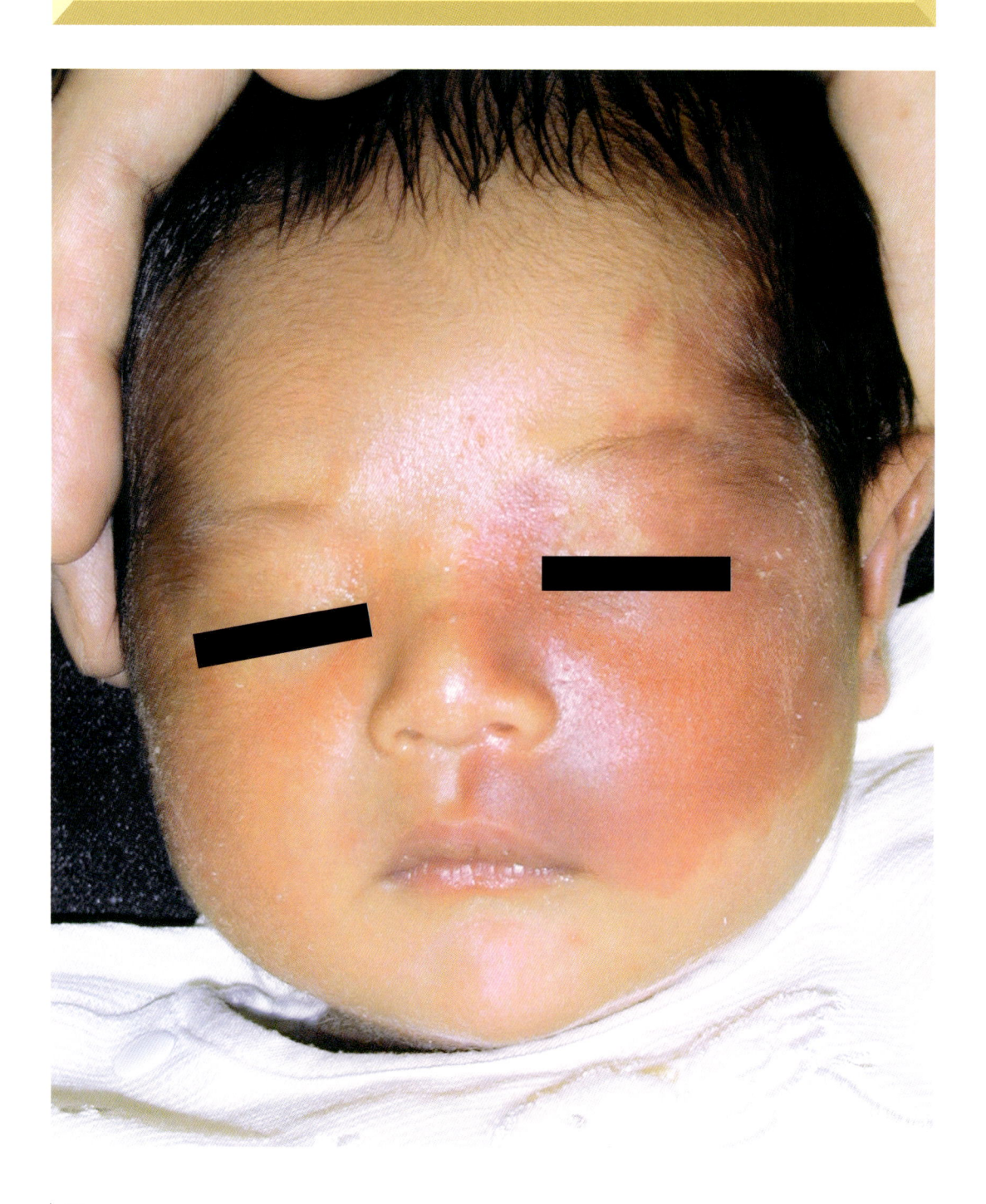

診かた・考えかた

　生後すぐからある，周囲との境界が明瞭で平らな紅色斑である．間葉系起源であるが，本来は血管腫と分類を異にする血管拡張性の血管形成異常である．
　左顔面の三叉神経領域に分布する単純性血管腫を見たら，同側の脈絡膜血管腫による緑内障，および脳内石灰化を伴うSturge-Weber症候群をすぐに疑う必要がある．

治療のポイント

　早急に眼科を受診させ精査を開始する．
　血管腫の整容治療としては，苺状血管腫に比べてパルス色素レーザーの効果はよいので，専門施設に紹介する．Sturge-Weber症候群の場合，色調が濃く皮膚深部の血管拡張を伴う例が多いので冷却装置を使用できた方がよいし，早めに開始するとよい．神経内科的な脳内精査もする必要があるので，すべての治療が同一の病院で行えるような施設を紹介するのがよい．血管腫は放置すると思春期以降に結節形成や静脈瘤を形成する可能性が高い．

母親への対応

　Sturge-Weber症候群の精査の必要性をよく理解させる．
　母親にとっては，目に見えることが気になるので，整容的な治療は希望するが，内科，眼科の検索が重要であることをよく話しておかなければならない．
　痙攣発作，知能低下をきたしうるので，長期の通院を継続的に行う必要性を伝えながら，相談に答えられるようにする．

Sturge-Weber 症候群

病因：遺伝子不明．出生1/10万人．
三主徴：1. 顔面片側（三叉神経第1～2枝領域）の単純性血管腫
　　　　2. 同側の脈絡膜血管腫→牛眼
　　　　3. 同側の脳軟膜の血管腫
症状：
（皮膚）：出生時から，上記の領域に単純性血管腫が存在し，色調は不変．むしろ思春期からは結節形成し，色調も紫色に変化しやすい．まれに両側．
（中枢神経症状）：顔面血管腫と同側のとくに後頭葉に脳軟膜の血管腫をもつ．80％に乳幼児期から痙攣発作．その他大脳半球萎縮，石灰化，知能障害．
（眼）：顔面血管腫と同側の脈絡膜血管腫による前房形成異常がおこり眼圧亢進，緑内障を認める．眼圧亢進により角膜径が伸展され牛眼となる．
治療：皮膚は単純性血管腫に準ずる．眼圧を下げる薬物療法，手術．抗痙攣薬，脳内手術．

9. サモンパッチ

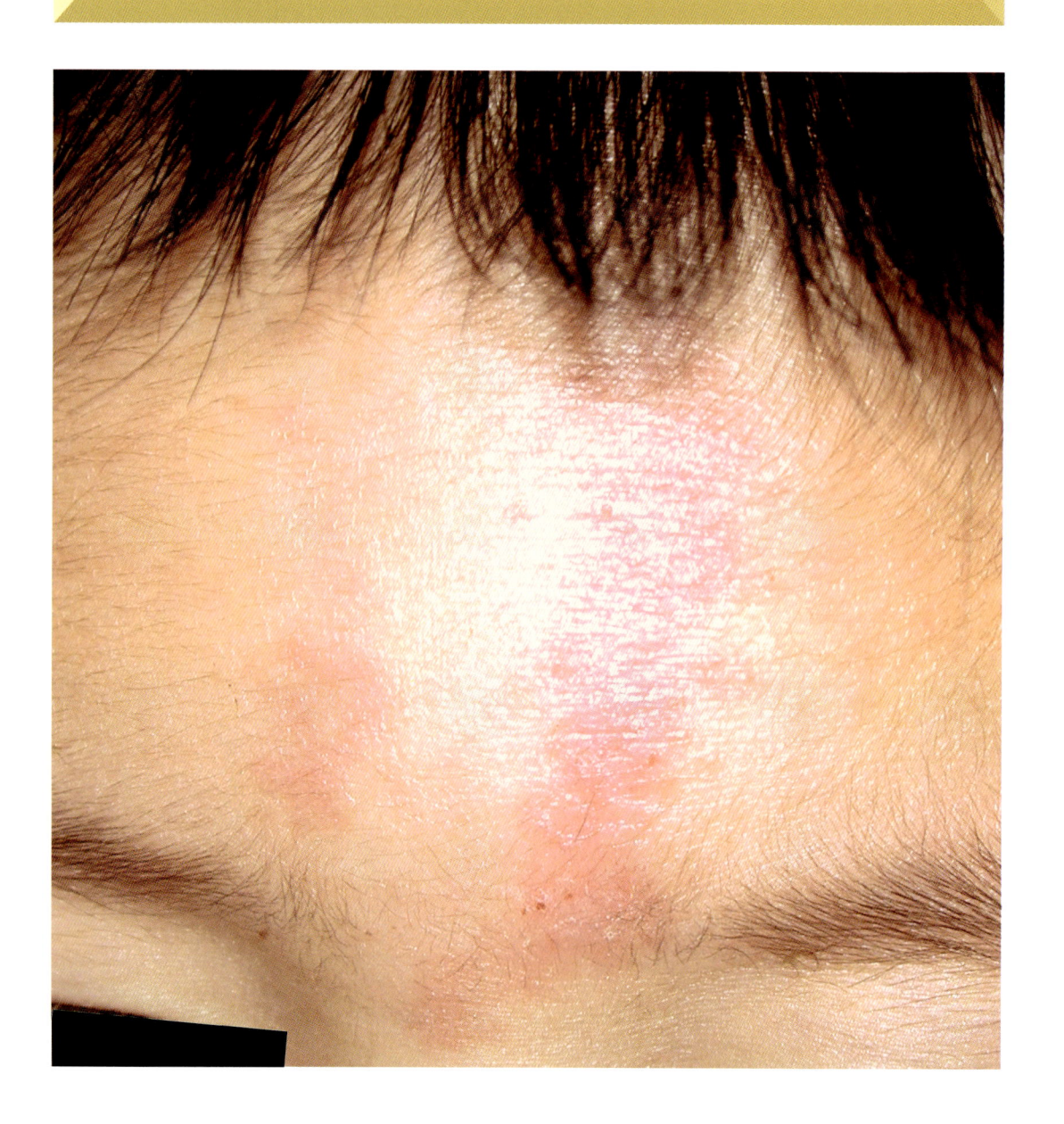

診かた・考えかた

生後すぐから前額中央に，逆三角形の周囲との境界が不明瞭な淡紅色斑が認められる．近年常染色体優性遺伝であることが認められた．

単純性血管腫と同様の血管拡張性の血管形成異常であるが，とくに顔から頭部にかけての正中部にある場合，淡紅色で徐々に消退する性質をもつのでサモンパッチと呼んでいる．

治療のポイント

前額中央のサモンパッチの自然消退率は，海外を含めた報告を総合判断すると，1歳半で80％，3歳で90％，9歳で95％である．

パルス色素レーザーで色調を減少させることができる．

母親への対応

レーザー治療は無麻酔で可能であるが，眼への入光を防ぐために抑制が必要である．養育者には，本人の意志が問えない時期に，疼痛のある治療をするかどうかを，よく考えてから決定するようによく話をする必要がある．

また，レーザー治療は，完全に色調を消失させられるとはかぎらないこともよく理解させる．いきんだり，泣いたりしたときおよび寒冷により濃く見えることを告げておく．

単純性血管腫 hemangioma simplex：**ポートワイン母斑** port-wine stain

病因：不明．真皮浅層で毛細血管が拡張と増加．血管内には赤血球が充満する．

症状：全身どこにでも生じるが片側に多い．出生時から存在し境界鮮明で隆起しない紅色斑．生涯消えることがない．硝子圧で退色．温度差などで多少の濃淡が生じるが，生後6ヵ月をすぎると面積，色調とも不変．

しかし，思春期以降には，紫赤色に変化し顔面では結節性隆起，四肢では静脈瘤を形成することがある．症候群を合併するものについては後述．

顔面頭部にかけて正中部に存在するものは，とくに正中部母斑と呼ぶ．血管拡張は軽度で，淡紅色であることから前額中央，眼瞼内側，鼻唇溝付近のものをサモンパッチsalmon patchと呼び，項部のものはウンナ母斑nevus Unnaと呼ぶ．サモンパッチは1歳半までに80％，3歳までに90％が自然消退する．項部は50〜100％消退しない．正中部母斑については常染色体優性遺伝であることが報告（外国）されている．

病理：真皮血管の拡張と血管内の赤血球充満像．

治療：パルス色素（ダイ）レーザーが効果的．新生児期が最良．

その他，特殊なファンデーションでメークアップする．

10. サモンパッチ

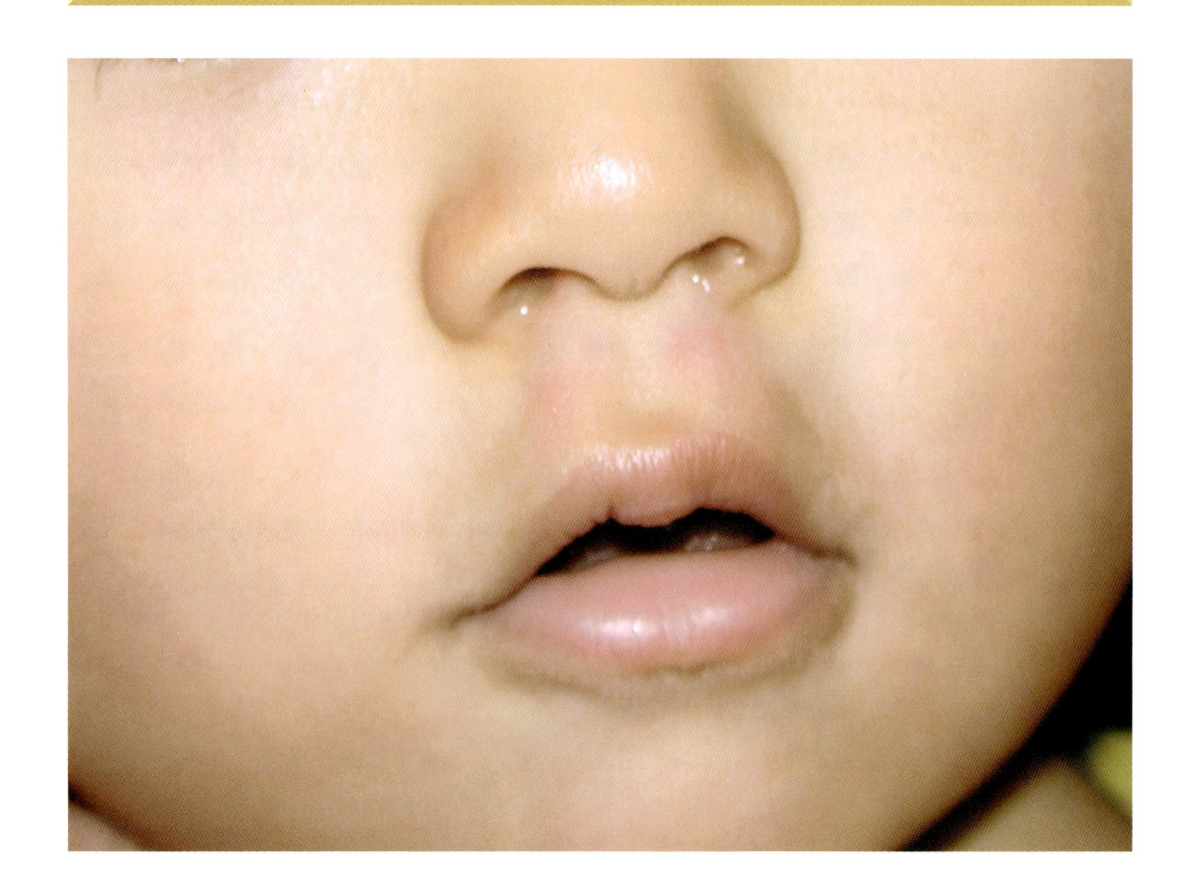

診かた・考えかた

鼻下の中央にあるサモンパッチは，前額のものと合併していることがほとんどである．

中央にあるものは前額よりも消退率は高く，ほぼ3歳までに100%消退するが，片側に寄ると消退率は低下する．

治療のポイント

パルス色素レーザーは，3歳まで消退を待ち，それから必要があればするというのがよい．

しかし，実際には，3歳で消退しないので，いざ照射を開始しようということになったときには，治療が大変難しい年齢になってしまっていることになる．

したがって，サモンパッチも最近では乳児期に施行することが多くなっている．

母親への対応

サモンパッチのような淡色の血管腫であっても，最近の養育者は非常に気にする傾向がある．その心配は，集団生活の中で，他のこどもからいじめられる原因になるのではないかということである．さらにレーザー治療についてインターネットの情報などをよく知っており（正しい情報かどうかは別として），治療費も低額であれば，当然のように照射を希望するわけである．

母親には治療の見込みが完全ではないことなどを事前によく説明しておかなければならない．

11. サモンパッチ

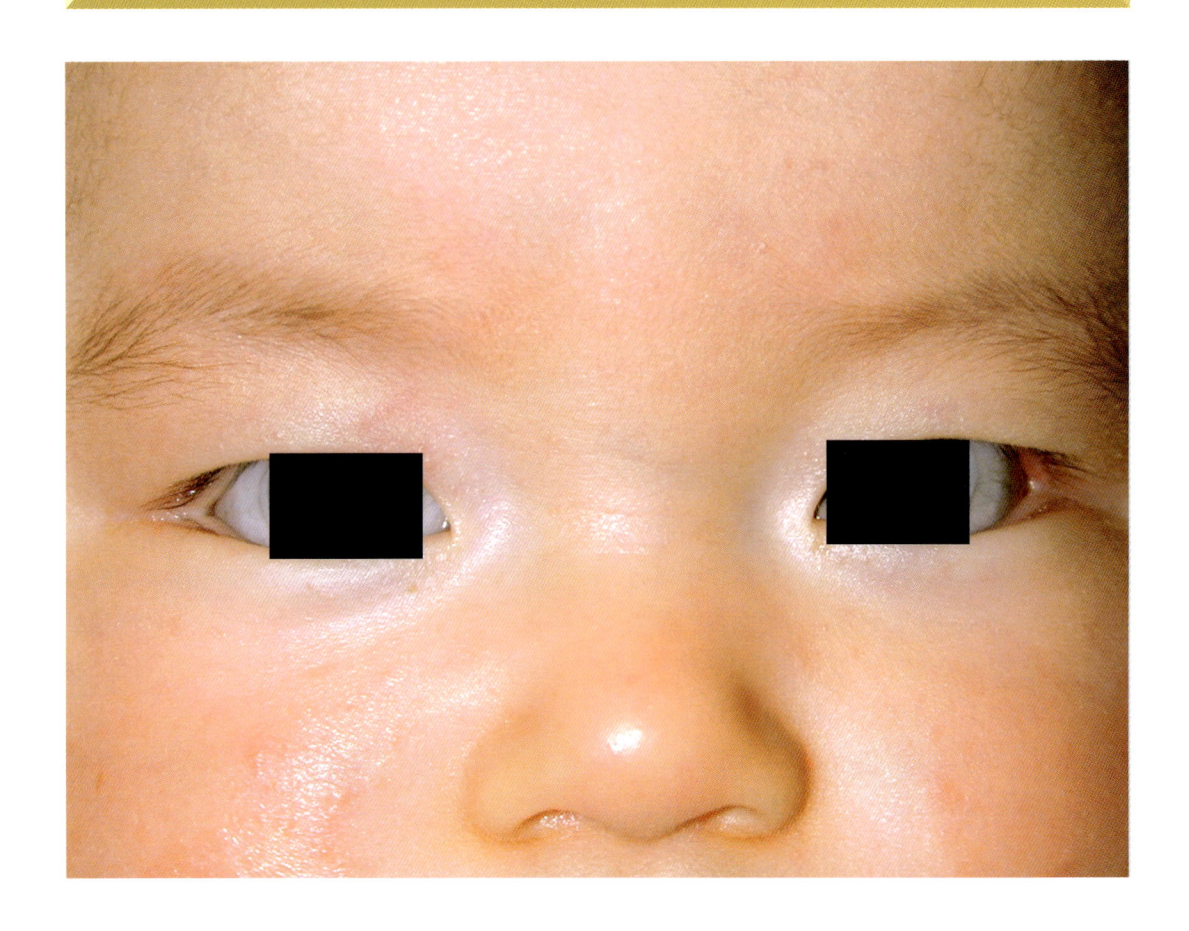

診かた・考えかた

上眼瞼内側3分の1の範囲にあるサモンパッチである．

前額や鼻下部のサモンパッチと合併することが多い．

原因はそれらと同様で，消退率は鼻下部のサモンパッチよりもさらによく，ほとんど1歳半で自然消退する．ただし眼瞼の外側にあるものや，濃色のものは別である．

治療のポイント

このサモンパッチに関しては，無治療で経過を見るのがよい．

パルス色素レーザーを照射するには，眼内への入光を予防するため全身麻酔でなければ困難である．

しかしながら上眼瞼の内側3分の1をはずれ，外側にあるような場合には消退しない単純性血管腫である可能性が高いので，経過を見る必要がある．

この場合はいずれにしても照射は全身麻酔で行わなければ安全性が保てないので，急ぐ必要はない．

母親への対応

1歳半までの消退率や，治療する場合の全身麻酔の必要性を話すと，ほとんど治療を希望する養育者はいない．

12. ウンナ母斑

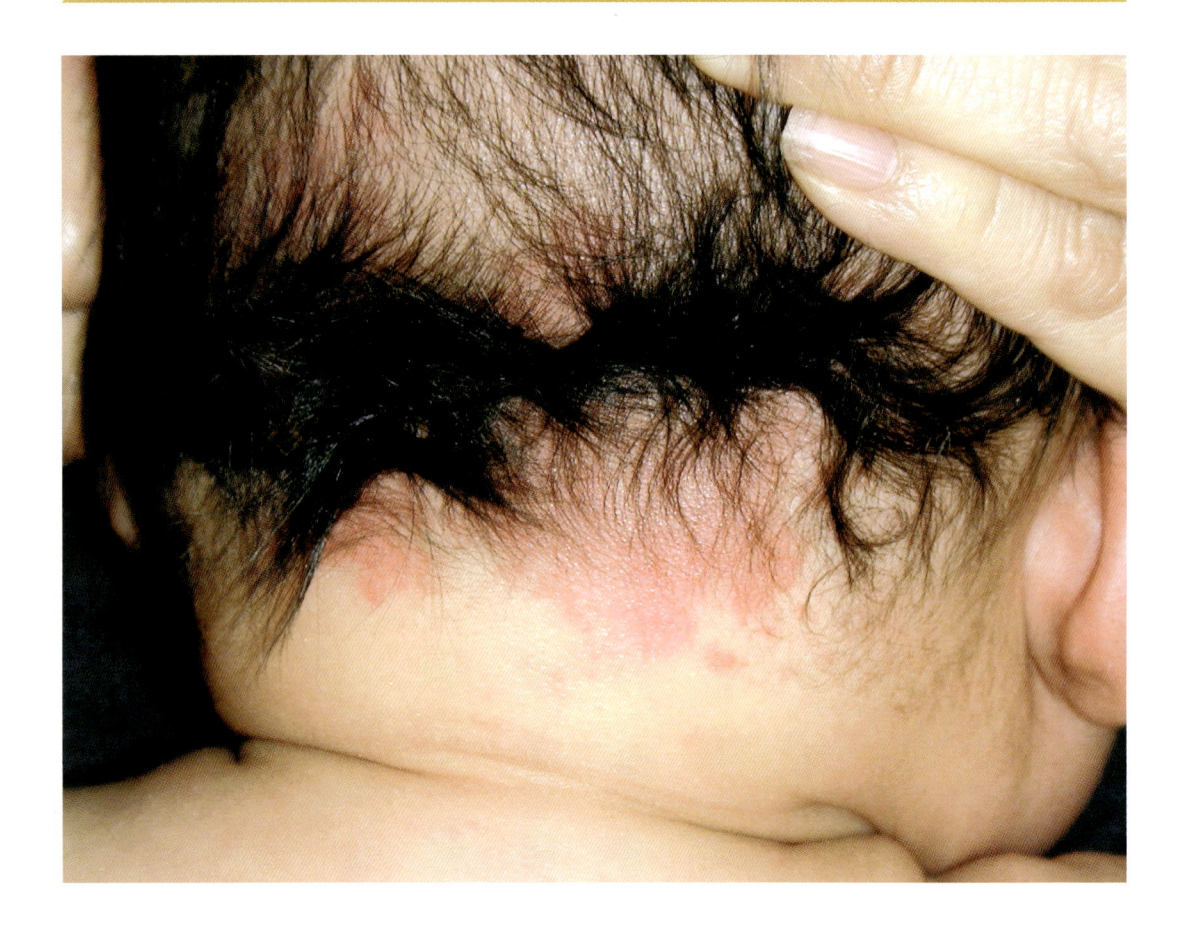

診かた・考えかた

　項部中央にある単純性血管腫の正中部母斑である．
　項部のものは色調は，顔面のものよりやや濃い傾向があるが，毛髪で覆われているので母親も気づいていないことがある．
　サモンパッチを主訴に来院したこどもの項部を診察すると，ウンナ母斑が見つかることが多い．
　ちょうど乳児湿疹ができるころでもあるので，項部の母斑の上に湿疹がある場合もある．よく観察すると，紅斑ではなく血管拡張性の紅斑であることで区別がつく．

治療のポイント

　自然消退率は50%である．
　パルス色素レーザー照射の効果は，大変良好な結果を得ることが多い．

母親への対応

　この血管腫に対しては，以前は，気にしないという養育者が多かったが，最近はレーザー治療を希望する人が外来を訪れることも多くなった．
　もし照射するのであれば，月齢が進むにつれて，照射時の抵抗が激しくなるので，月齢が低いうちの方が照射が楽にできる．

13. 単純性血管腫
Klippel-Trenaunay-Weber 症候群

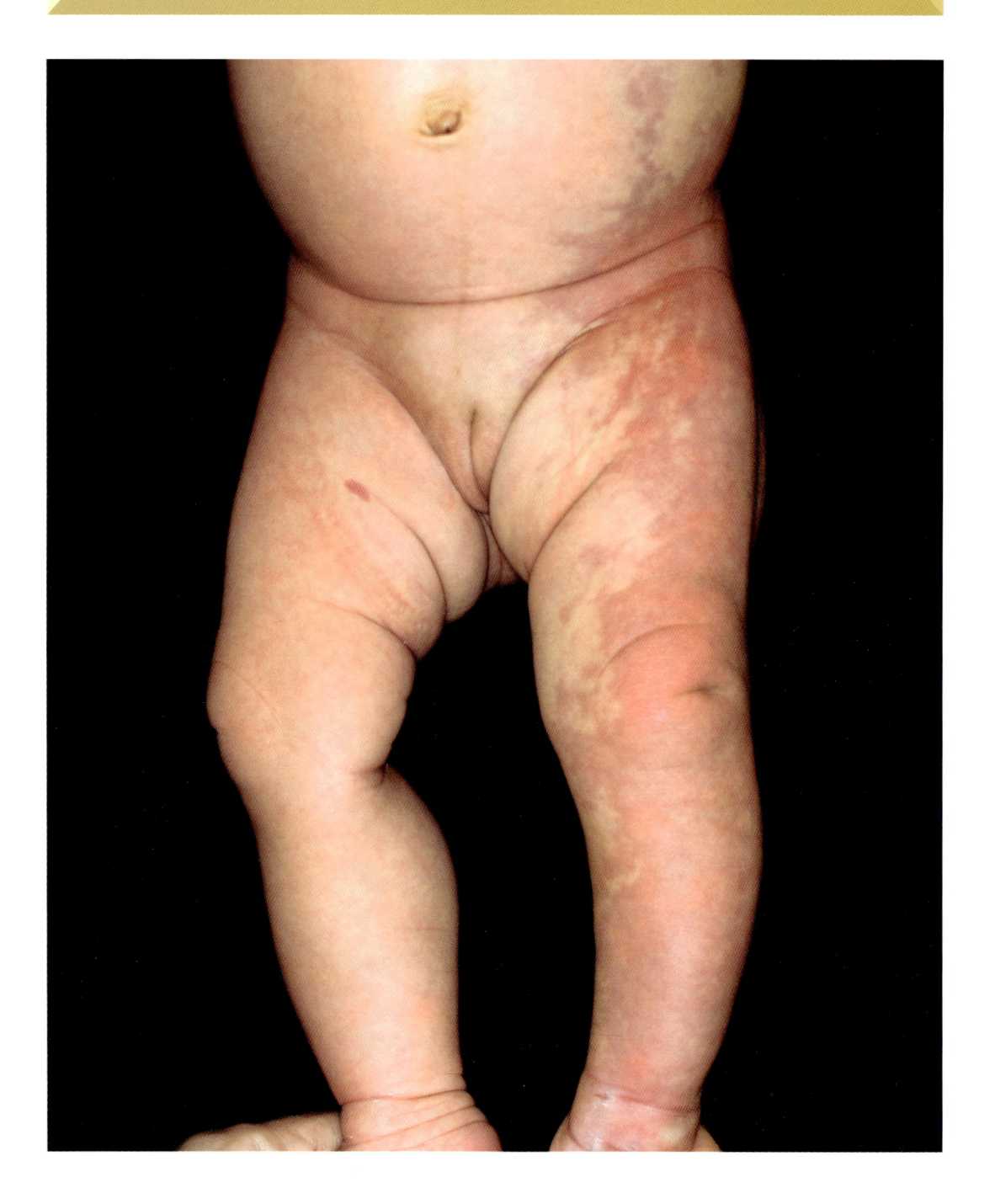

診かた・考えかた

　生後から四肢片側に単純性血管腫が広汎に存在し，患側の四肢の肥大と延長をみる症候群をKlippel-Trenaunay-Weber症候群と称する．

　新生児期には肥大延長は目立たないが，徐々に左右差がはっきりとして自立歩行をしだすころから，末端の肥大が増す．

　肥大と延長は成長期に大きくその後は停止する．血管腫は静脈瘤を形成しやすい．

治療のポイント

　満1歳の頃から整形外科に紹介する．

　左右差が大きい場合には，短い正常側に靴底の厚い靴を作成するなどして，歩行を助ける．左右の足のサイズも異なることが多い．しかし骨切り術に至ることは少ない．皮膚の血管腫は，もともと顔面に比べて，パルス色素レーザーの治療効果は低い傾向がある．とくに末端部で劣る．それでも乳児期から開始した方が，効果は出るので，なるべく早期に治療を開始する．将来，思春期以降に静脈瘤や結節を形成することは多いので，小児期のレーザー照射はその予防にもなり得ると考えられている．

母親への対応

　運動機能に支障をきたすことはまれで，学校生活は通常に行えることを伝える．整容的に太さを調節することは難しいが，将来のためにも早期からのレーザー治療を開始するように勧め励ますとよい．各科の相談ができる総合病院，とくに小児専門病院へ紹介する．

Klippel-Trenaunay-Weber 症候群

病因：遺伝子不明．

三主徴：1. 単純性血管腫（通常四肢または体幹にわたる）
　　　　　2. 血管腫上の静脈瘤
　　　　　3. 患肢の軟部組織および骨の肥大延長

症状：通常は一肢であるが，ときに両肢，さらに広範囲におよぶこともある．単純性血管腫のほかに，リンパ管腫，先天性静脈拡張症，被角血管腫，先天性動静脈瘻などがみられることがあり，これらは加齢とともに目立ってくる．とくに動静脈瘻合併例は，最初の報告者Parkes-Weber症候群と呼ぶことがある．患肢は，骨および軟部組織の肥大，過成長が生じ，成長とともに健常側に比べて太く長くなる．まれに血管腫と反対側に起こることがある．脚長差がある場合には，跛行や代償性側彎症が起こりやすい．動静脈瘻が高度である場合には拍動を触れ，コマ音を聴取，後に心不全を合併することがある．

治療：皮膚は単純性血管腫に準ずる．脚長差に対して靴の高さの調整，骨切り術．静脈瘤，動静脈瘻の治療．

14. 先天性毛細血管大理石様皮斑

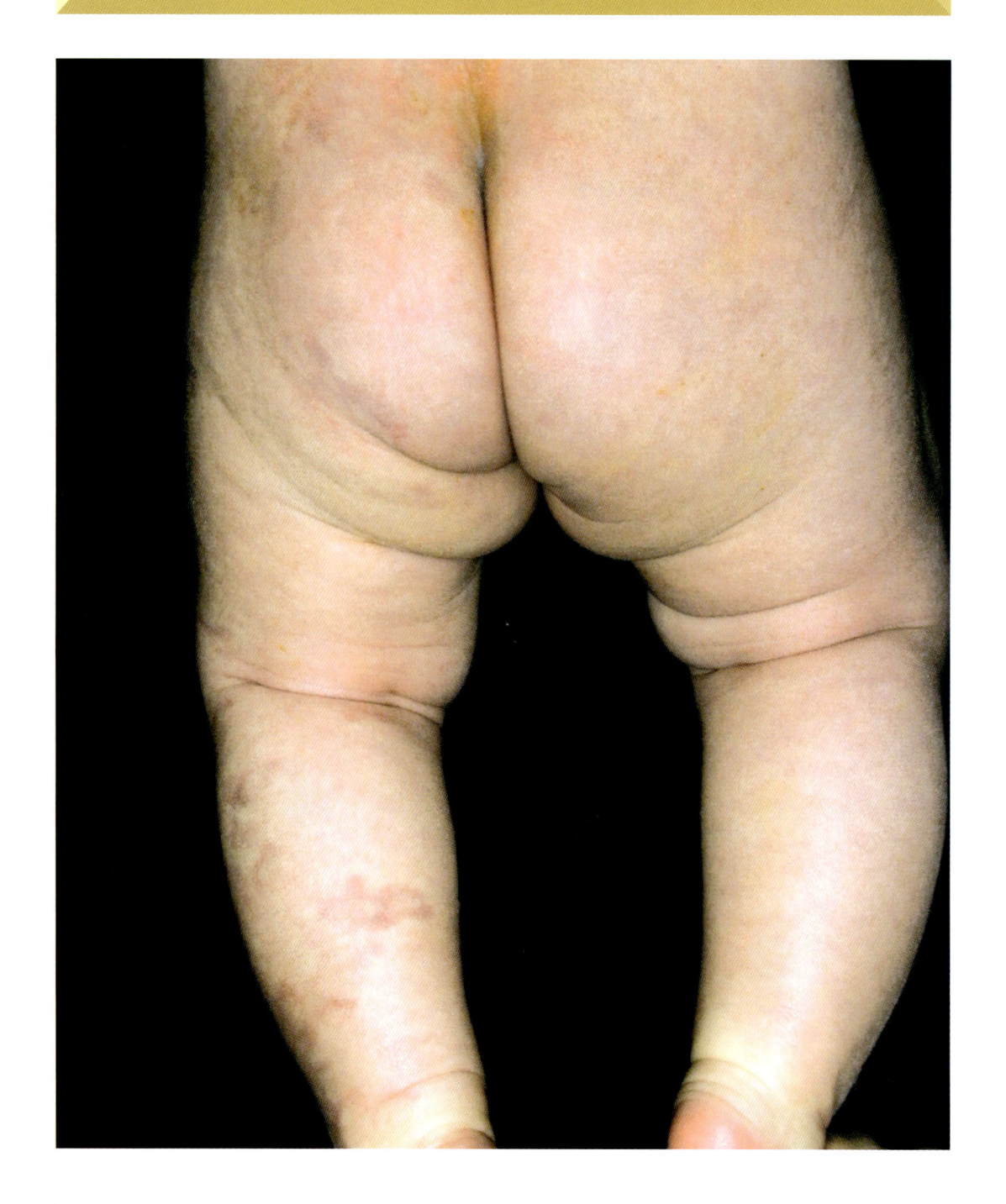

診かた・考えかた

　生後から，四肢片側の血管異常による紫赤色の網状皮斑が存在し，その上部の陥凹や潰瘍形成をみることがある．患側が反対側に比べて細く短縮する．

　症例報告が少ないので希有な疾患とされているが，実際にはそれほど珍しいものではなく，小児皮膚科外来には年間数例の受診がある．

　数年で皮斑は自然消退をきたす．患側は歩行や運動能力の発達とともに筋が発達すると，正常側との差が目立たなくなる．予後は良好である．

　教科書的には中枢神経系，骨，眼などの外胚葉系組織の奇形合併率が高率であるという記載があるものもあるが，実際にはまれである．

治療のポイント

　パルス色素レーザーは，効果が低い．

　合併症の検索は，何らかの症状があってからでないとできないほど，通常は健常児に起こる．

　自然消退を待つのが最良と考える．

母親への対応

　皮膚の症状が比較的強い場合や，患側の四肢が反対側よりかなり細い場合には母親は心配する．治療法や検査もないとなると余計である．

　しかしながら，他の症例の写真や経過の実際例をあげながら，経験を説明して納得を得るようにする．定期受診をするうちに徐々に母親も心配が薄れてくるものである．

15. 星芒状血管腫

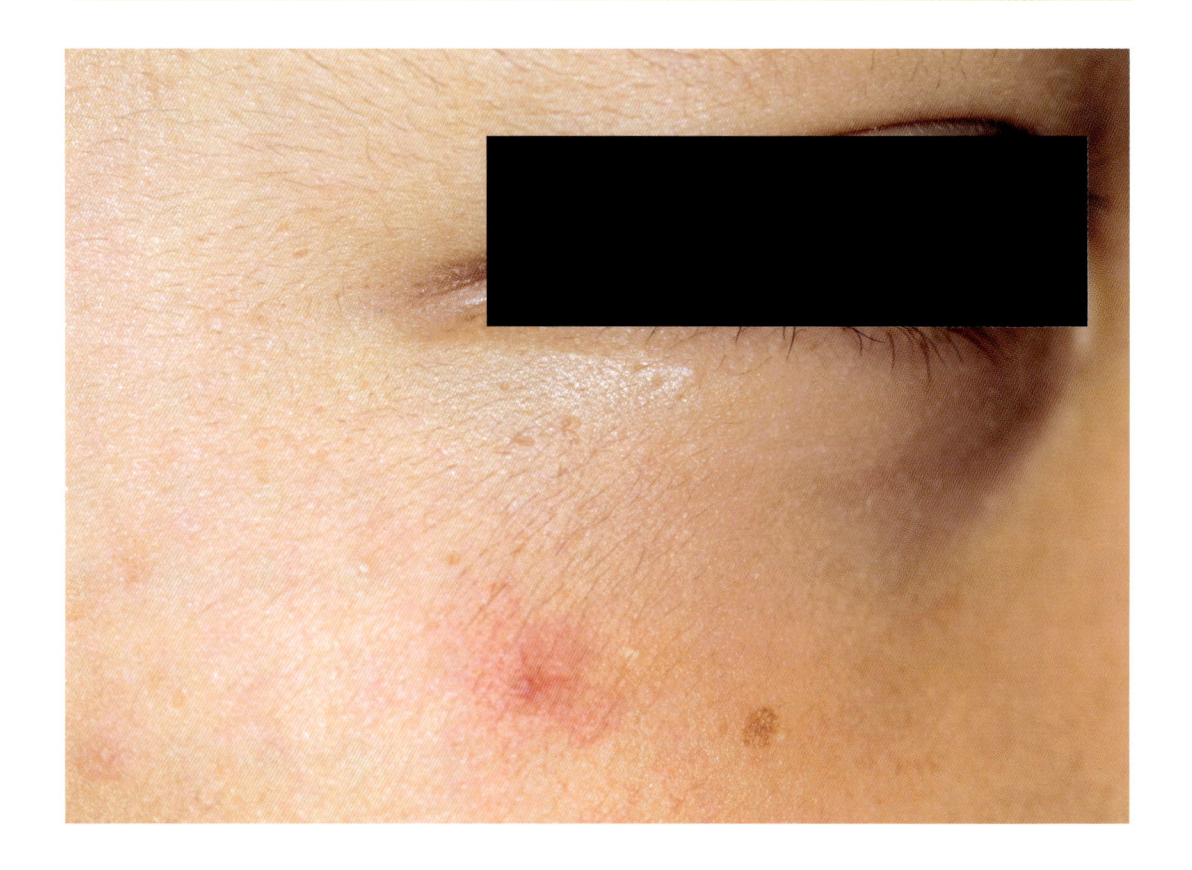

診かた・考えかた

2歳くらいの幼児から学童期の小児の顔面に好発する，外傷などを機に生じるとされる毛細血管拡張である．中央に点状の血管腫があり周囲に星芒状あるいはクモ糸状の毛細血管が枝わかれする．肝硬変のときに皮膚症状として生じるクモ状血管腫と症状は同一であるが，原因が異なる．

治療のポイント

自然消退する場合も多いので放置して経過を見てよい．
容易に出血することはあまりないが，もしする場合や，整容的に治療の希望が強い場合には，局所麻酔下に電気焼灼をすると1回の治療でほぼ効果が得られる．あるいは，パルス色素レーザー照射も効果が出る．レーザーの場合は無麻酔で施行できる．

母親への対応

外傷などがきっかけになった良性のものであることを伝える．
それで安心するなら，放置して経過をみるとよいし，養育者あるは本人に何としても早く治したいという希望があるなら，上記治療をする．

16. 毛細血管性血管腫

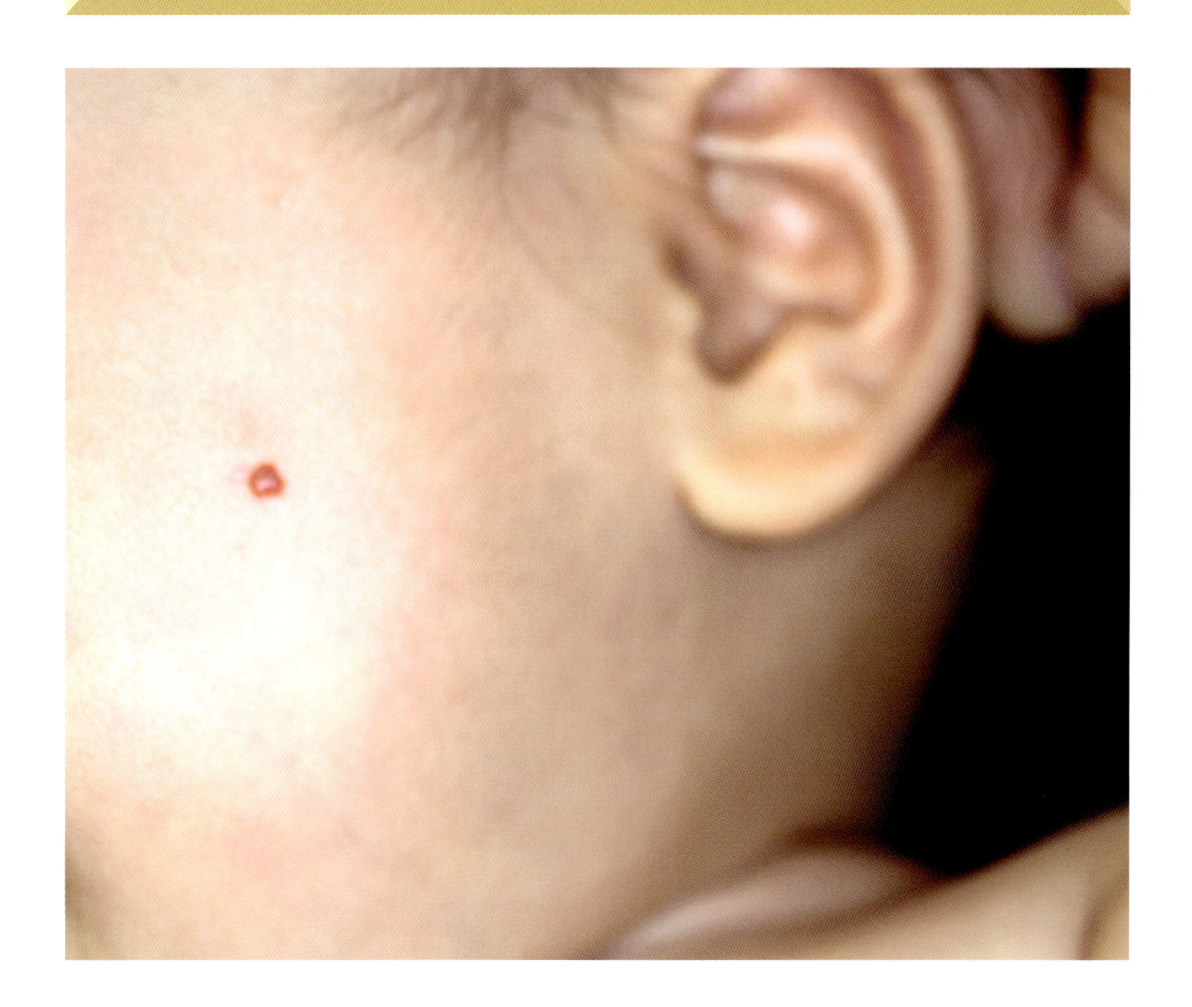

診かた・考えかた

乳幼児の顔面に好発し，突然点状の血の固まりのような血管腫ができる．擦過するなどの機械的刺激で容易に出血し，止まりにくい．

外傷などをきっかけにしてできる点で星芒状血管腫と同様の機序で形成される後天的な血管腫と考えられる．出血を繰り返していると増大し肉芽腫となる．

治療のポイント

液体窒素をスプレー式噴射器で細いノズルから噴射する．1週間に1回で2回ほど行うとほとんど退縮し再発もない．

液体窒素に浸した綿棒をつけると，低温の綿棒自体が皮膚病変にくっついてしまうので，剥がすとかえって出血させる．

出血の応急処置としてアルギン酸カルシウム配合の創傷被覆材を貼付するのもよい．

母親への対応

良性だが，放置すると出血を繰り返し増大することを告げる．

出血するのが一番困るので，なるべく応急処置をするのがよい．

ただし，治療の際に患者の抑制が必要なことをよく理解させる．

17. 毛細血管拡張性肉芽腫

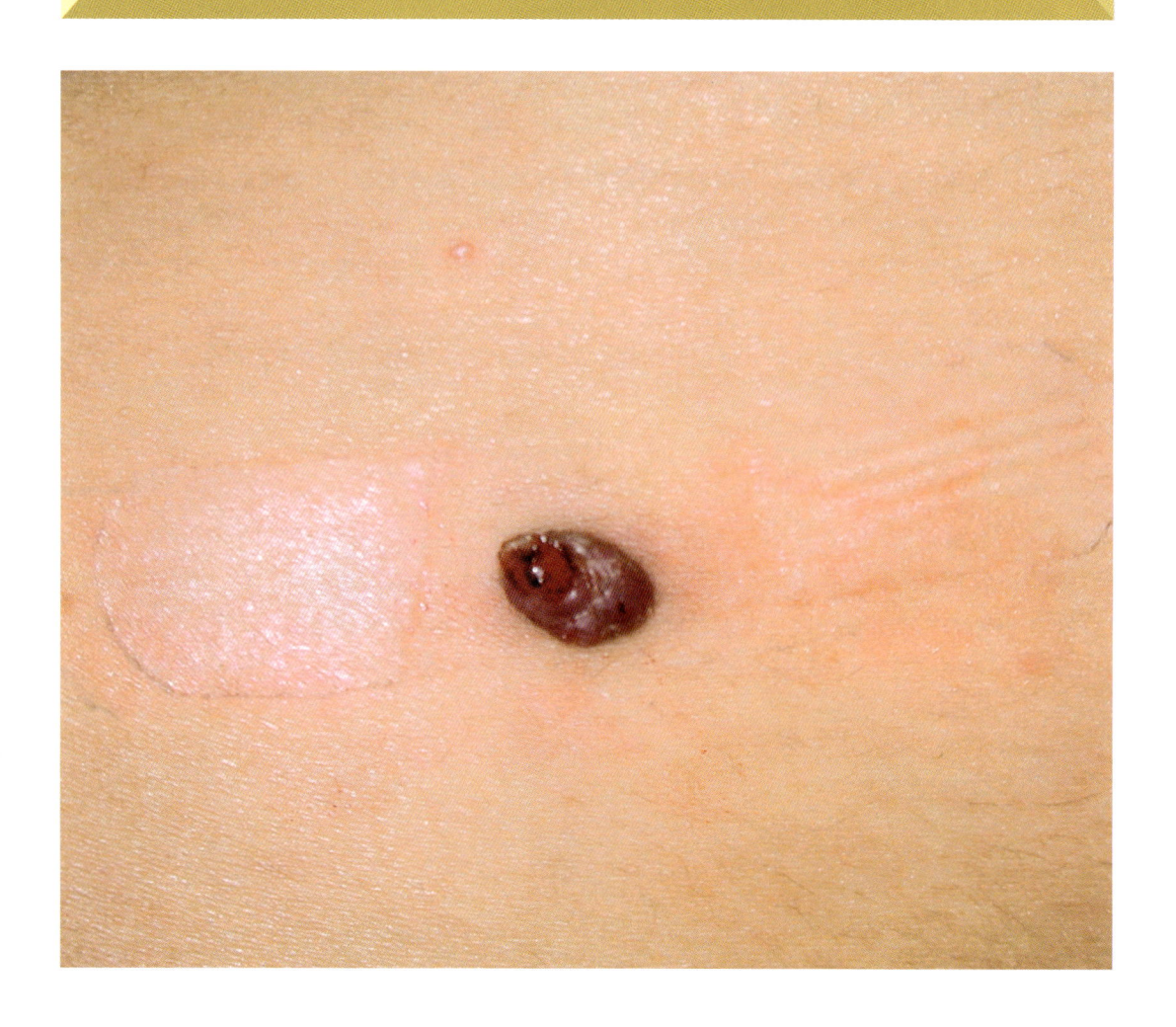

診かた・考えかた

　毛細血管性血管腫が，出血を繰り返した結果形成された肉芽腫であるので化膿性肉芽腫の異名もある．これがさらに増大すると疣贅状の結節を形成する．

　成人期であれば，他疾患との鑑別も兼ねて病理組織検査を兼ねた切除術が第1選択の治療となる．比較的太い毛細血管が血流を送っているので，再発を防止する意味でも全摘出し縫合する方がよい．

治療のポイント

　小児でも，再発を防ぐには切除し縫合した方がよい．

　しかし，この疾患の好発年齢は，局所麻酔をすることが難しいので，とりあえずは液体窒素で冷凍凝固するという方法をとることが多い．パルス色素レーザー，あるいは炭酸ガスレーザーも治療効果がある．

　学童期高学年以降であれば，局所麻酔下に手術を行う．

母親への対応

　病気の性質上，1回の治療で再発を防ぐこと，および病理組織検査をすることが望ましいと話をする．その上で，とりあえずは液体窒素療法かレーザー治療を選択するということを理解できるように説明する．

18. 色素性母斑

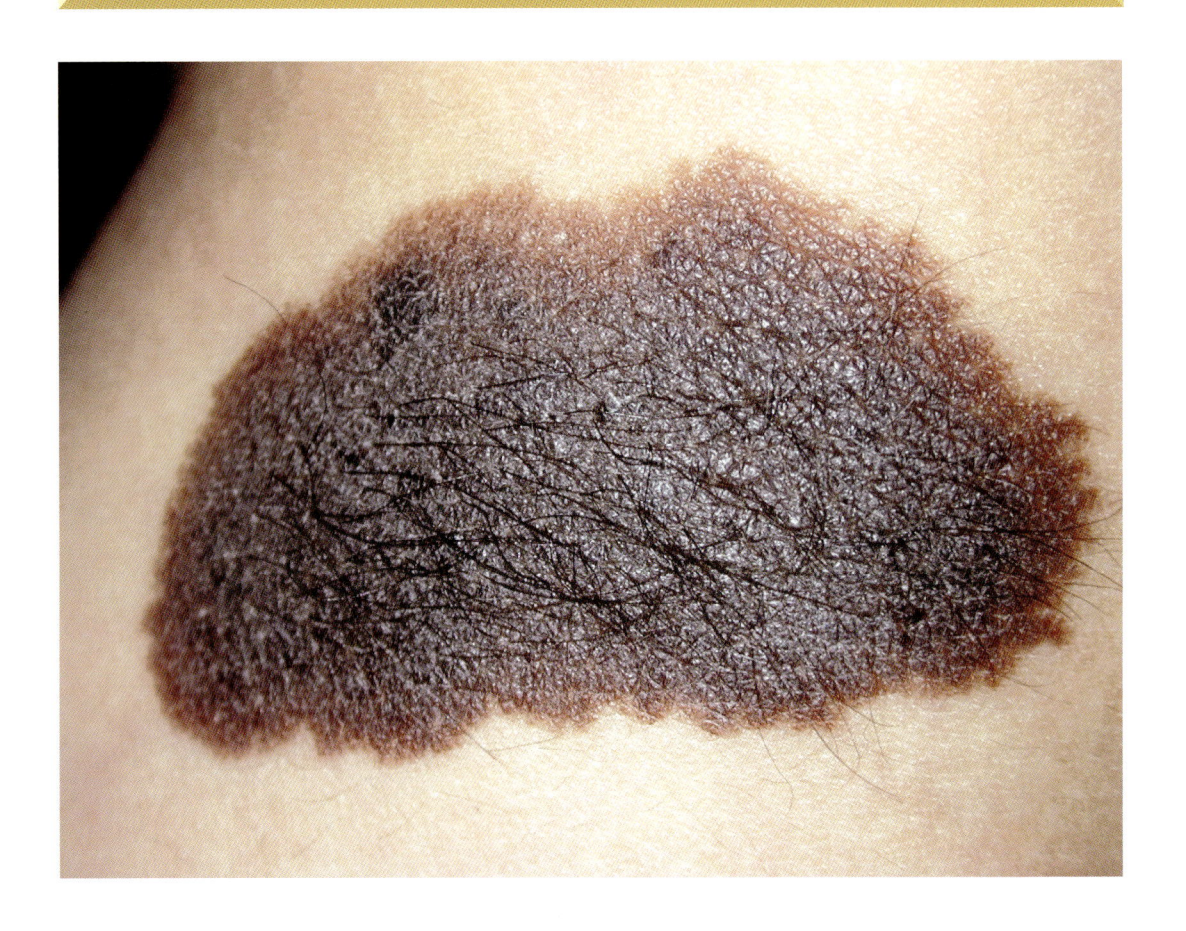

診かた・考えかた

　生後すぐから黒色から黒褐色母斑がある場合，先天性の色素性母斑と考えなければならない．わが国から報告される15歳以下の日本人の悪性黒色腫は年間数例とまれである．しかし，そのうち先天性色素性母斑から生じた報告は少なくないが，多くはこの例のように数cm大に至るものでも良性に経過し，小児期に悪性化する例は極めてまれと考えてよい．

治療のポイント

　生来数ヵ月以上，症状に変化がないものは，緊急性はないと考えてよいが，念のため皮膚科専門医受診を勧めた方がよい．
　色素性母斑の治療の基本は，外科的切除術を行い，病理組織学的診断を下すことである．メラニン色素用Qスイッチルビーレーザーや Qスイッチアレキサンドライトレーザーは，色素性母斑に対して健康保険の適応はない．そしてこれらの単独照射では効果が低いので，炭酸ガスレーザーなどと併用する自費治療を考慮する．この例は，下肢にあるものであるが，成長期の切除術は形成外科医もためらいがちな部位である．本人も気にして取りたいのであれば，とりあえずレーザー治療で治療してから，将来切除を考えてもよい．

母親への対応

　多くは切除をためらい，レーザーを希望して受診する養育者が多い．
　治療の基本は切除であること，また，整容的な目的で治療するのであれば，本人の意志を尊重すべきであることを伝える．

19. 色素性母斑

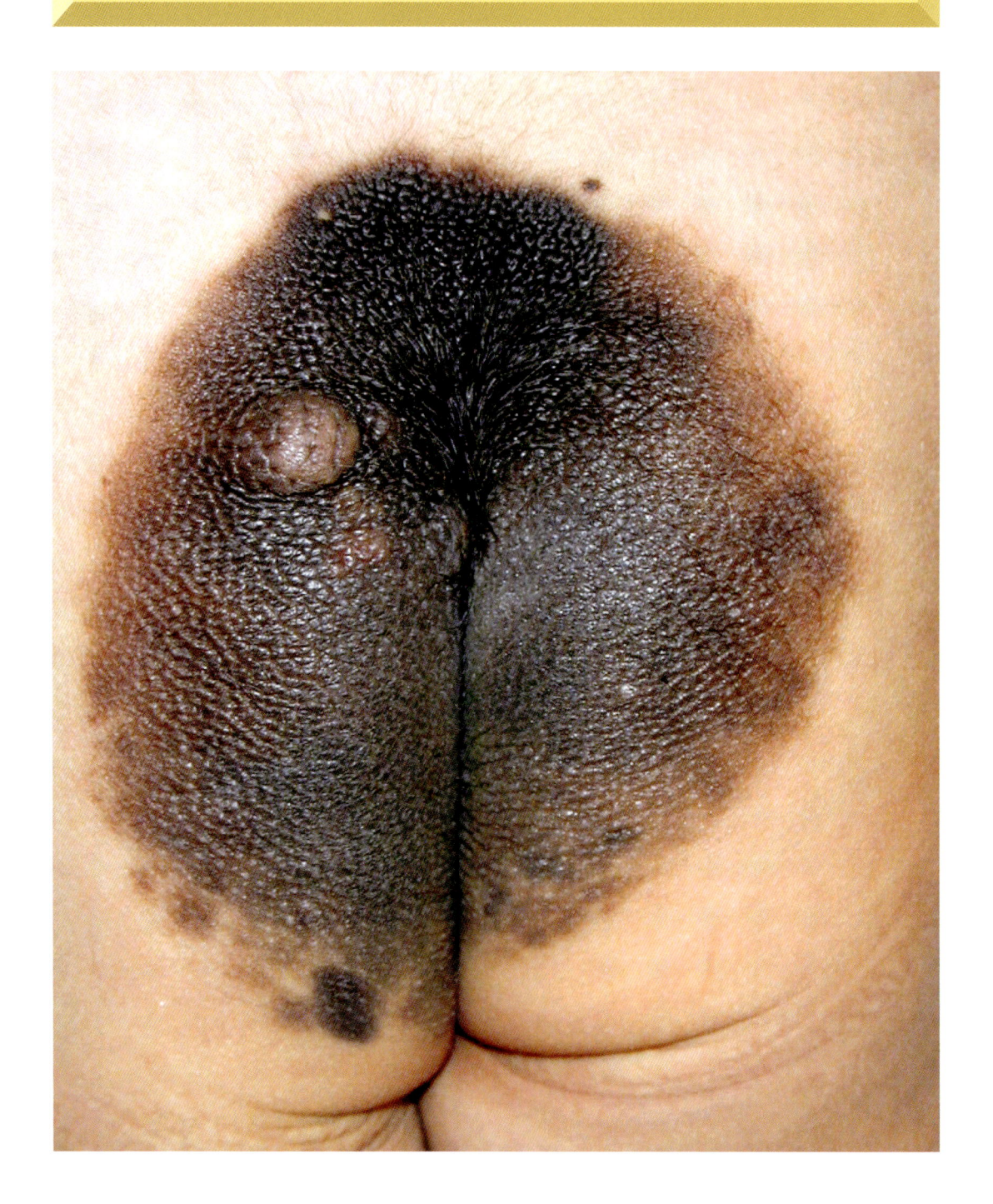

診かた・考えかた

　思春期以降まで，経過を観察してきた女児の比較的広範囲な先天性の色素性母斑である．色調には濃色の部分があり隆起する部位もあるので，しばらく悪性像の有無を確認するため皮膚科専門医を受診している．しかしこの年齢まで何事もなく過ぎたということは，悪性化することが緊急に起こることはない．ただそれとは別に臀部という擦過をしやすい部位だということや，整容的に本人も悩んでいることを考慮すると，そろそろ治療を開始する時期である．

治療のポイント

　経過観察においては，皮膚科専門医が臨床的悪性像の有無をチェックしている．思春期後半に至れば，女児は身長も急激な変化が少なくなるので，切除をしても縫合部が成長により伸展することは心配しなくてよい．このくらいの範囲の皮膚切除には植皮術か，エキスパンダーによる皮膚伸展術が必要であるので，治療には期間を要する．形成外科的な方法および計画を相談する時期である．

母親への対応

　あざの患者が何年かぶりに受診する場合には，本人が治療の希望をもち始め，具体的な治療のアドバイスを得るための受診が多い．母親は口にすることこそしないが，わが子の生来のあざに対しては，自責の念を抱いている場合が多いので，医師側はそこを考慮しながら接するとよい．

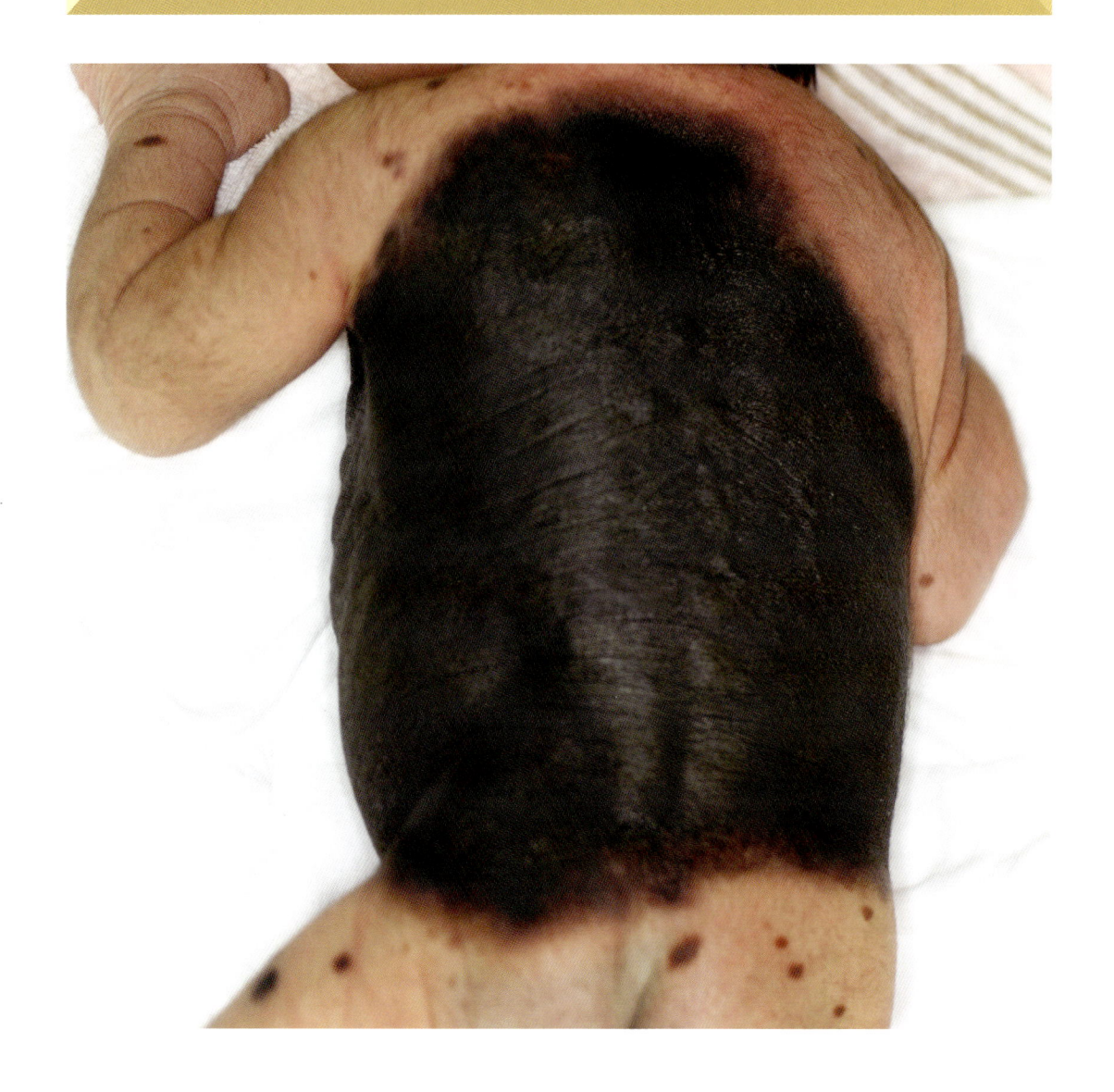

20. 色素性母斑
獣皮様母斑

診かた・考えかた

　体幹に衣服をまとうような黒色有毛性の色素性母斑が存在する場合を，昔から，獣皮様母斑と呼んできたので記しておくが，この名称には問題があるとする意見もある．このような例は，色素斑部分の皮膚は厚みがあり，皺襞がつくられていることも多く，また部分的に小結節が存在することも多い．そして全身に播種状に小型の色素性母斑を伴うことも多い．とくに頭部にも巨大な色素性母斑が存在する場合には神経皮膚黒色症neurocutaneous melanosisを考慮しておく必要がある．

治療のポイント

　乳幼児期以前に巨大な母斑の切除は行うことは困難であるが，生後1ヵ月以内ならcurratage（剥離術）：表皮真皮接合部間の剥離，が最良である．しかし，わが国でこれを施行している施設は少ない．それを逃すと，早くとも学童期以降に植皮術や伸展術による切除術を行うことになる．なぜなら正常な皮膚の面積が確保できる年齢まで待たなければならないからである．また現在のところ，こういった例のレーザー治療は，年単位の時間と費用がかかると考えなければならない．

母親への対応

　母親の気持ちは，平常であることはなく，母親自身のカウンセリングが必要となるのが普通である．医師側も繊細な接し方をすべきである．
　新生児期に相談を受けることがあったら，早期に剥離術の対応ができる施設を探して紹介するとよい．

神経皮膚黒色症 neurocutaneous melanosis
病因：不明．
症状：出生時から頭部，体幹の半分以上を占める巨大色素性母斑，獣皮様母斑．衛星状に全身に播種する小型の色素性母斑．脳圧亢進症状，てんかん，水頭症など．
治療：衛星病巣からは悪性腫瘍の報告はほとんどなく，主に巨大な母斑上の一部が悪性黒色腫である報告がある．新生児期にキュレッティングにより表皮剥離術を施行できるとよい．レーザー治療はあまり効果的でなく，植皮術を伴う切除術．

21. 色素性母斑

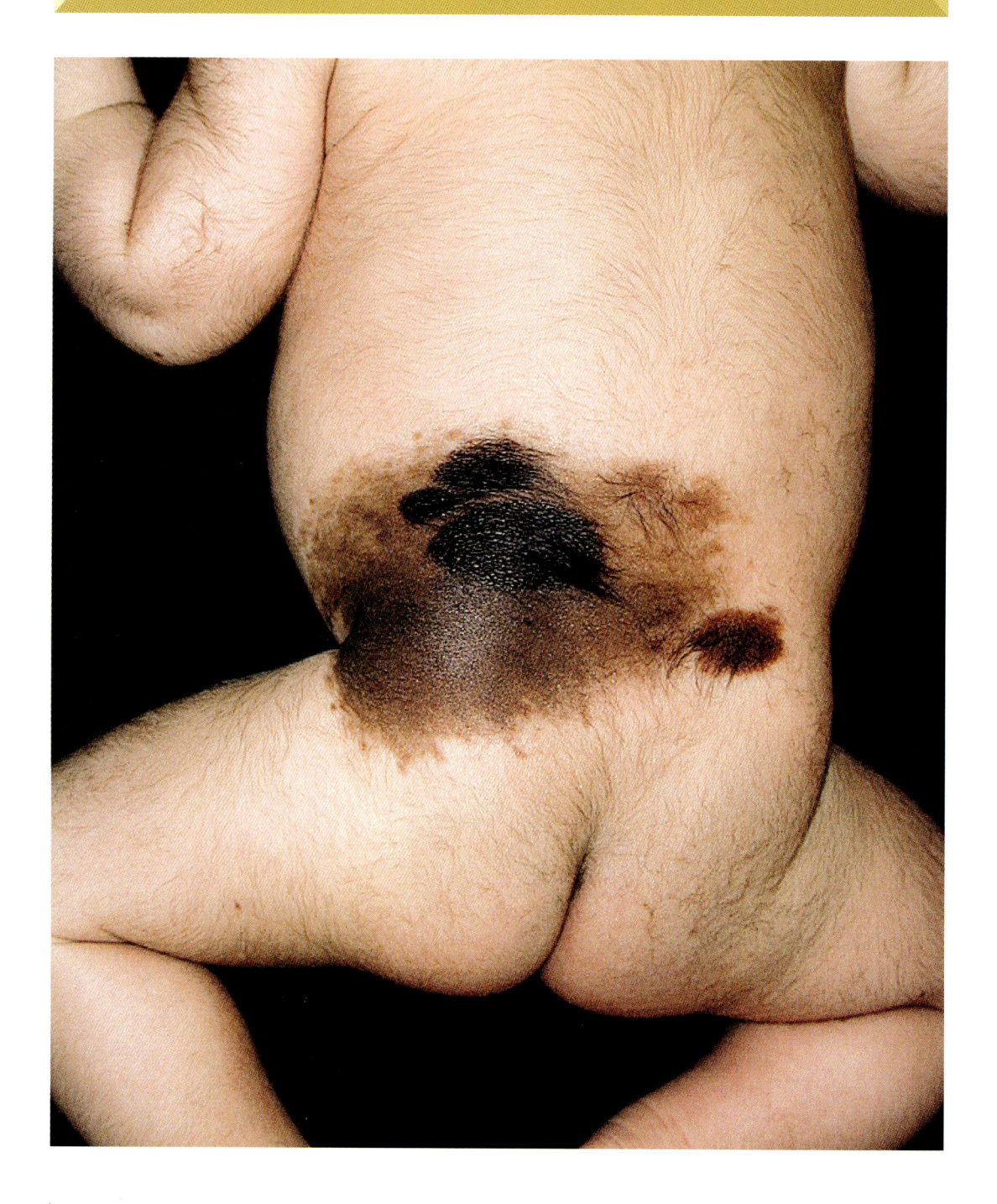

診かた・考えかた

　乳児の腰部に先天性の比較的大きな色素性母斑がある．褐色の部分と，黒色で隆起した部分が混在している．色素性母斑の診かたとして，悪性黒色腫の併発の有無を見るには，黒色部分と隆起した部分にとくに注目してみていくという基本がある．

治療のポイント

　もし皮膚生検をするのであれば，黒色で隆起した部分から行うのがよい．しかしながら，こういう症例でもほとんどは悪性像が得られることはない．つまり，治療は整容目的になる．面積が限られているので，幼児期の植皮術や伸展術も可能であるし，分割切除も可能である．

　また衣服で隠れる部分であるので，時間と費用をかけることが可能であれば，乳児期にはレーザー治療を開始しておいて，近い将来の手術を行うようにするのもよい．

母親への対応

　顔面などの目立つ部位にある症例に比べると，母親の気持ちは比較的落ちついている．治療の時期や具体的な方法を説明し，要望に合わせて対応するようにする．

22. 足底の色素性母斑

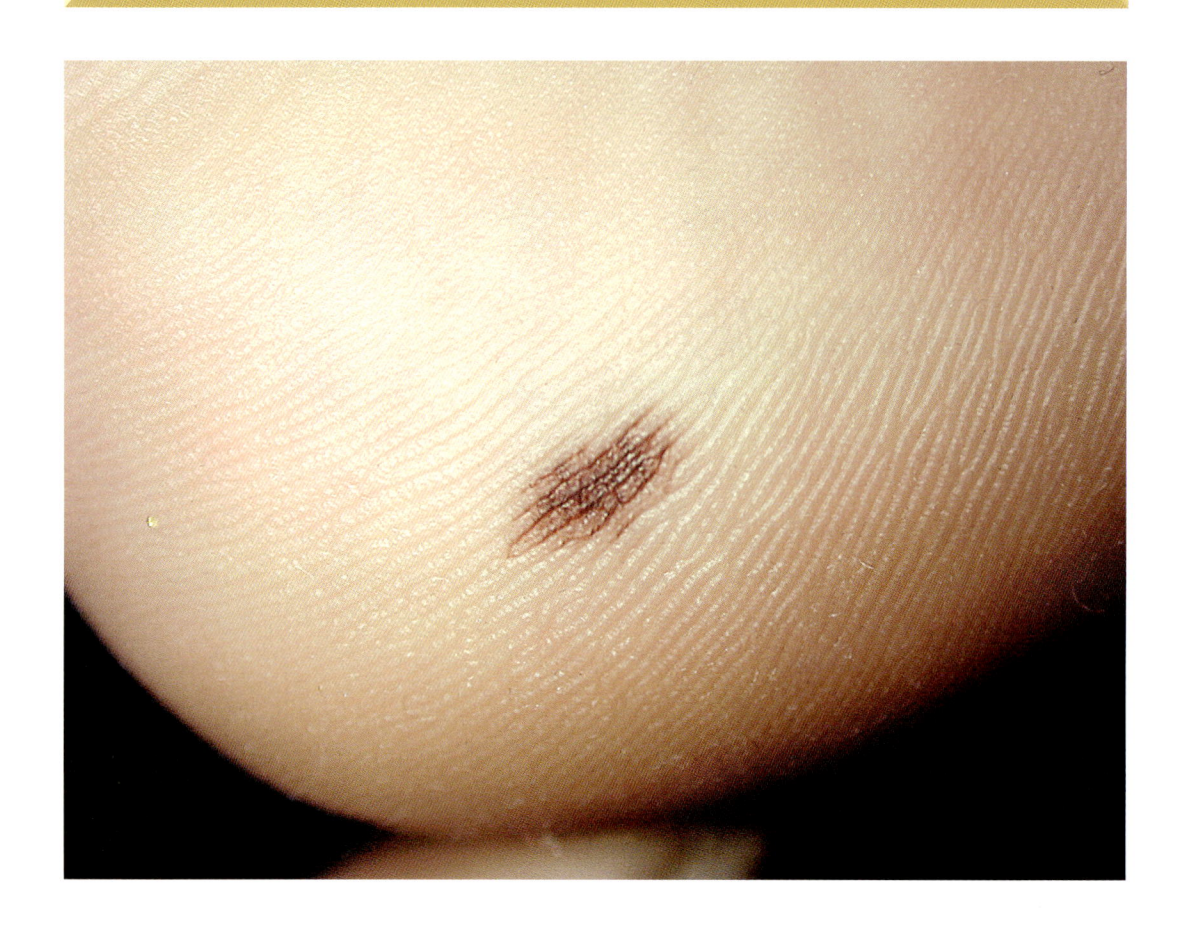

診かた・考えかた

　幼児の足踵に褐色の母斑が存在している．乳児期にはあったような記憶があるとのことである．色調は褐色で，周囲との境界は明瞭で，径5mmである．悪性黒色腫の最好発部位である足底（足踵などの機械的刺激をよく受ける部位も含む）に色素性母斑ができている場合には，かつては悪性黒色腫に変化する可能性があるとして積極的に切除していた．しかし現在，世界的に多くの皮膚科医は，小児の足底の色素性母斑は良性であるため，積極的には切除しない方針をとるようになっている．一方，わが国の悪性黒色腫を専門にするグループは，足底母斑は，径が7mmを超えるときには切除をするという方針を出している．

治療のポイント

　皮膚科医は，ダーモスコピーで所見を観察し臨床的な悪性度を診断している．
　これにより，良性であれば緊急性はなく，またこの症例のように淡褐色のものは15歳まで観察すると自然消退してしまうこともあるので，しばらくは経過を見てよい．ただし，成人期になっても消退しない場合には切除しておいた方がよい．炭酸ガスレーザーも可能であるが，機種によっては局所麻酔が必要であるし取り残しもあり得る．

母親への対応

　しばらくは心配いらないので経過を見てよいと伝える．しかし，今後足の成長とともに径7mmを超えたら切除することもあると伝える．

23. 足底の色素性母斑

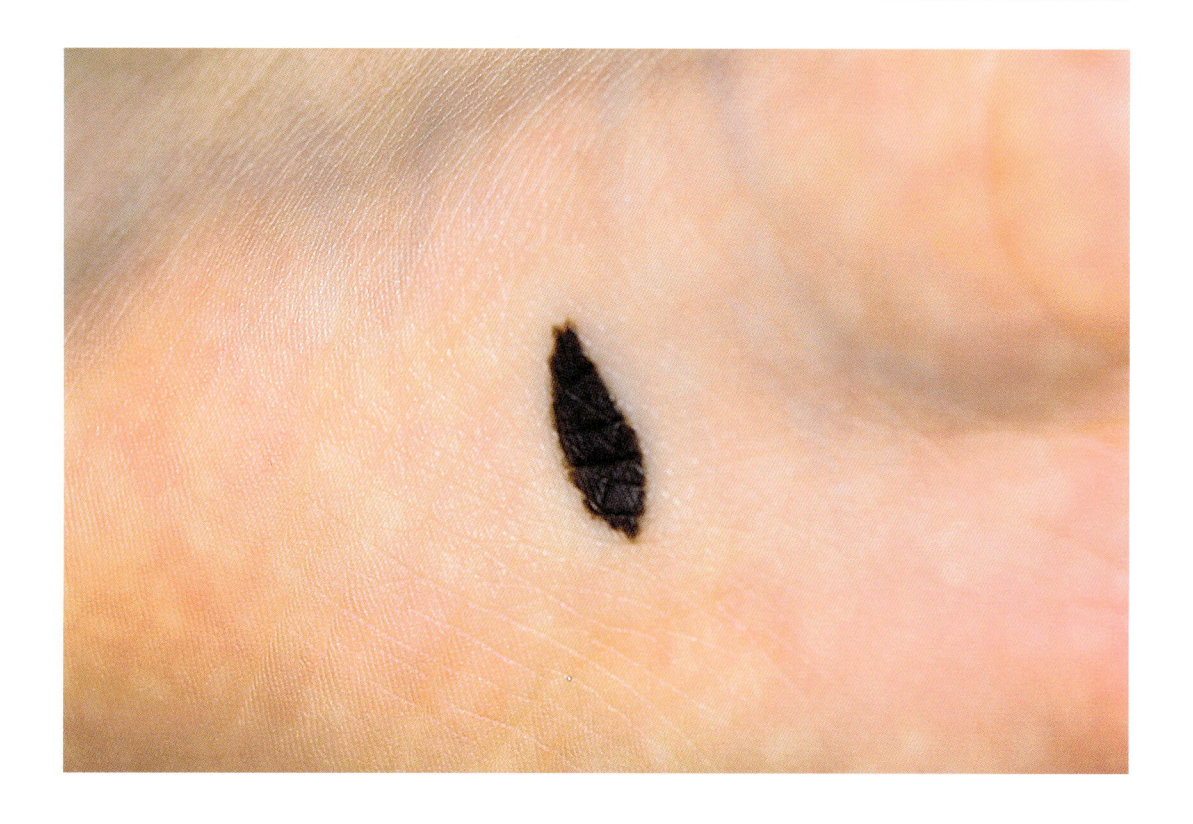

診かた・考えかた

　生来あった点状黒色斑が，だんだん大きくなってきたという1歳児の症例である．まず，色素の配列をダーモスコピーで観察して悪性でないかどうかを判断する．前例に比べて，黒色調が強く大きさも径10mmに達しているので切除する方向で考えるが，良性であれば緊急性はない．

治療のポイント

　足底母斑は，生来から存在していることも少なくないが，悪性であることは極めてまれである．もちろん拡大速度が速いなどの悪性を思わせる所見があれば切除した方がよい．この症例が，点状黒色斑であったときであればディスポパンチ針で切除することも可能であった．しかし径10mmに達しているので全身麻酔下で切除術を行うのが適当である．

母親への対応

　小児の足底母斑は，15歳までに自然消退をすることがある．またたとえ径7mmを超えていても，悪性であることは極めてまれである．
　しかしながら問題は，自然消退しない場合に，それを生涯もっていてよいかどうかということである．
　結局，医師側から径7mmという明確な指標を提示して，踏ん切りをつけてもらうようにする方がよいのである．

24. 爪甲線条母斑

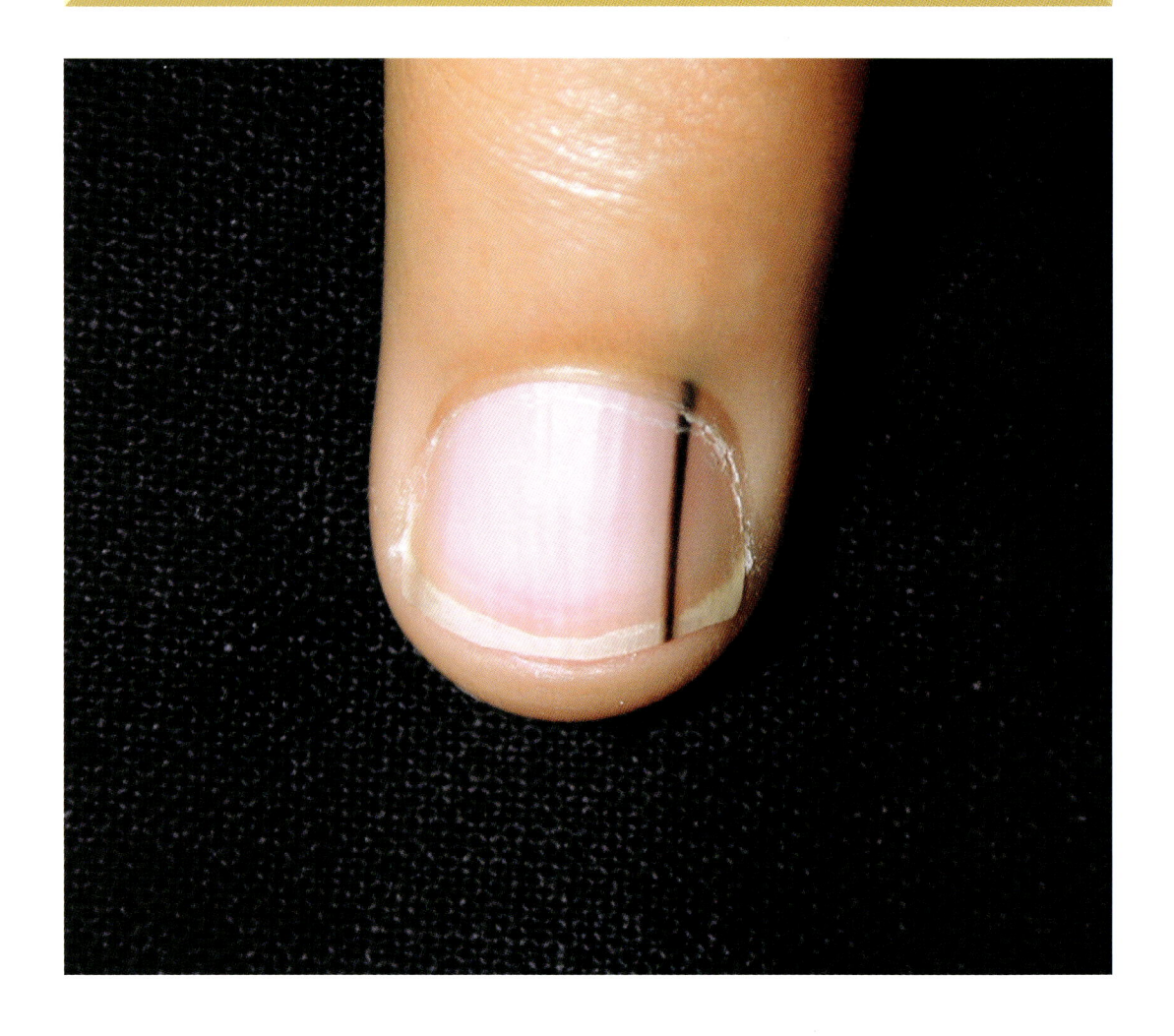

診かた・考えかた

　爪甲の色素線条は，線条の最下部の爪床母斑であるが，小児の場合は良性であるので，緊急に切除をする必要はない．
　徐々に爪甲全体に広がることもあるし，逆に徐々に消退することもある．

治療のポイント

　基本方針は自然消退を待ちながら，15歳までは経過を見るのがよい．
　徐々に爪甲全体に色素斑が拡大することがあるが，それでも小児期に爪床を切除する必要はない．

母親への対応

　専門医受診を勧める．
　自然消退もあり，経過観察でよいこと，また，たとえ爪甲全体に色素が広がっても緊急な治療を必要とすることはないことを話す．
　15歳をすぎて消退しない場合には成人に至る前に生検を行うのがよい．

25. 爪床母斑

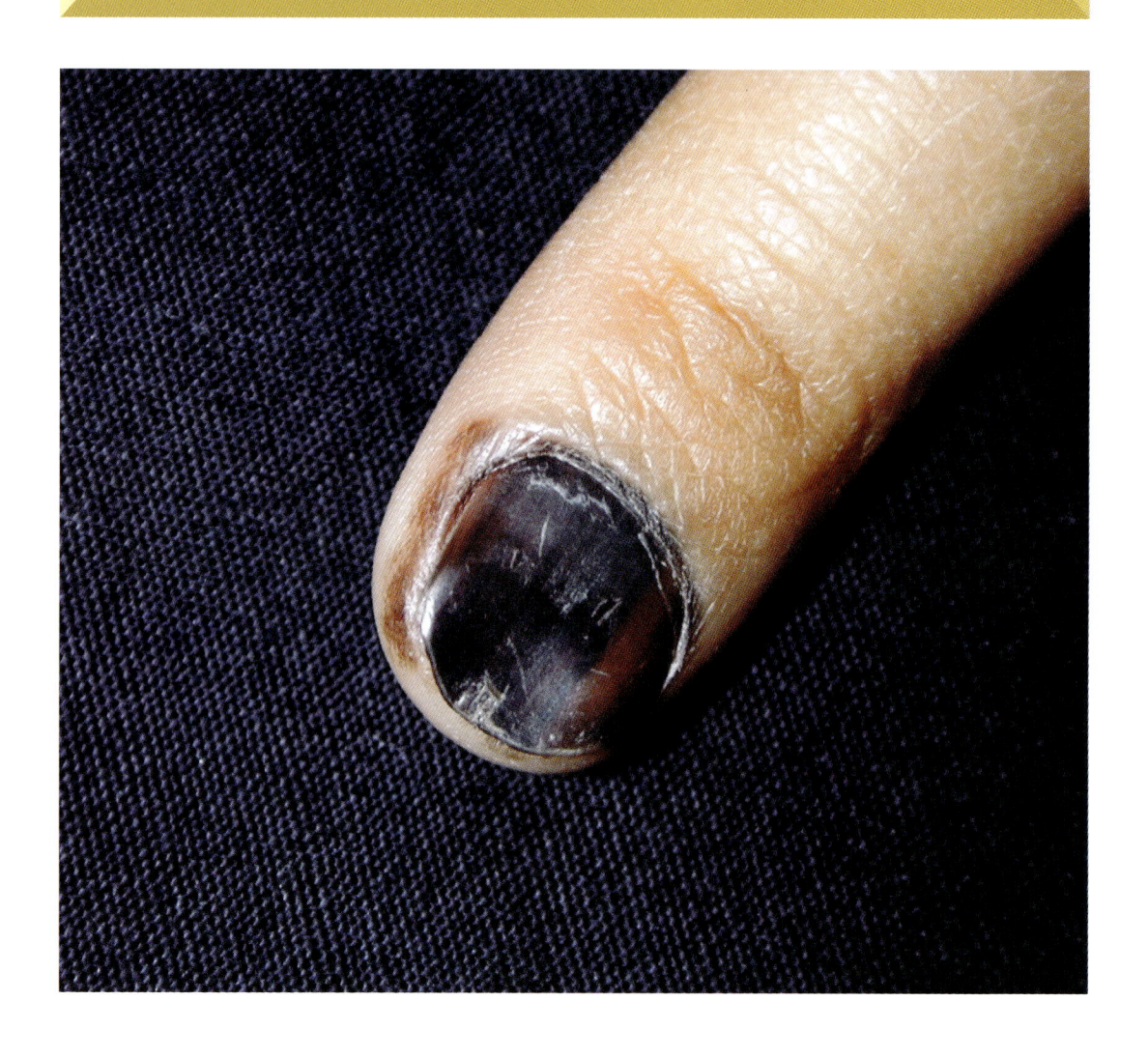

診かた・考えかた

爪甲の線条母斑は，徐々に幅を増しながら，爪甲全体に広がることがある．
さらには，周囲の皮膚にも色素斑が点在してくることもある．
これをかつては，悪性黒色腫の徴候として捉えてしかるべく切除を行っていたが，これも15歳以下の小児期には原則として経過観察を行うという方針がとられるようになっている．

治療のポイント

小児期には，治療は積極的に行わなくてよい．自然消退もあり得る．
色素の拡大が非常に早い場合には，爪床の生検をする．
成人期に至っても消退が見られない場合には，切除術兼形成外科的治療を施行する．

母親への対応

専門医受診を勧める．
心配せずに経過観察でよいことを伝え，また自然に色調が薄くなっていく場合もあることを話す．万が一急な変化があった場合には受診するようにも言っておく．将来，成人になっても変化がない場合には，全爪を切除し，人工爪などの整容的治療も考慮していく必要があることを付け加える．

26. 手掌の色素性母斑

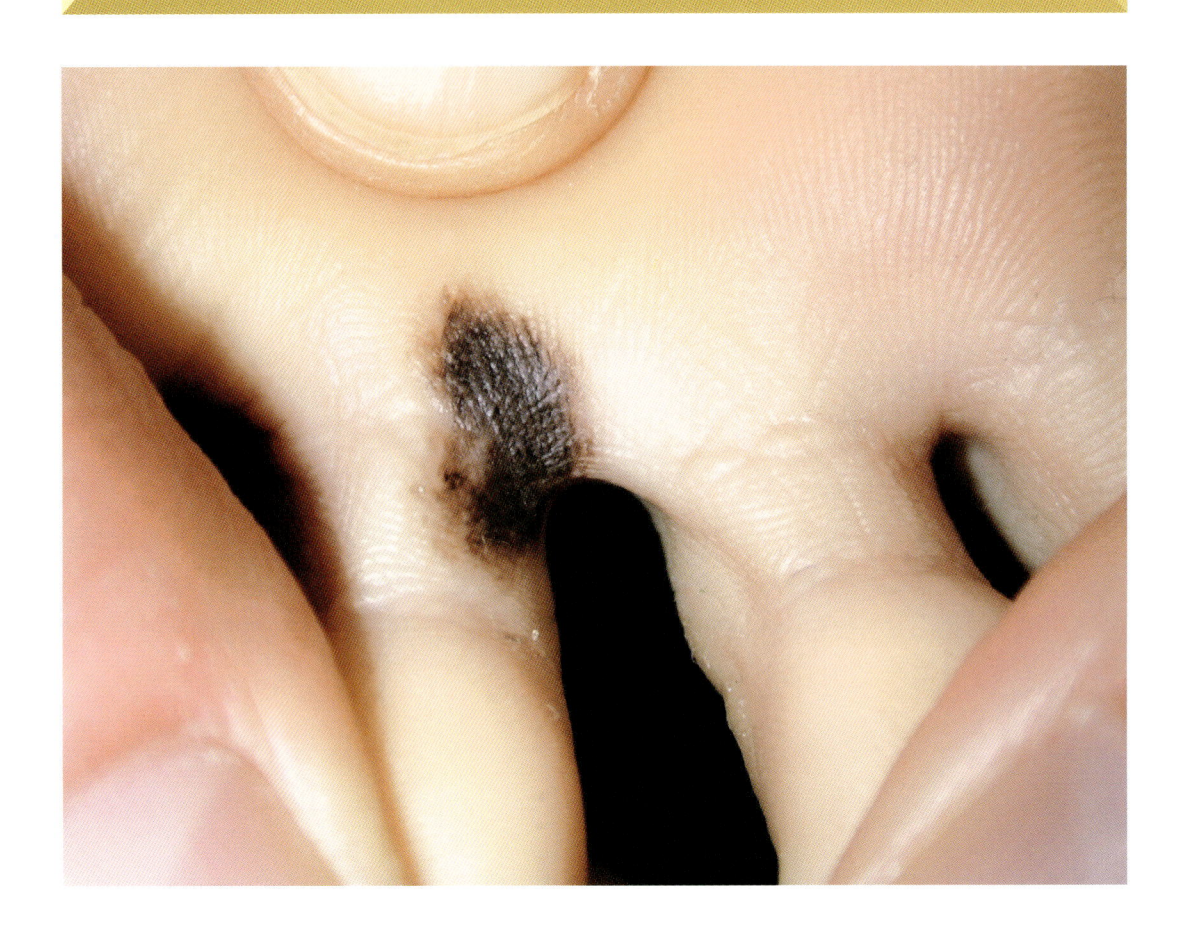

診かた・考えかた

　足蹠に次いで，悪性黒色腫の好発部位である手掌の色素性母斑も悪性を考慮していく必要があるということは，各科医師にも一般の人々にもよく知られていると考える．しかしながら，小児期の場合には，足蹠の色素性母斑と同様に，悪性黒色腫である可能性や，先天性母斑から悪性黒色腫に変化していく率は極めてまれであると考えてよい．黒子であれば放置してもよいが，この写真のように形も不正で濃淡があるような場合には専門医受診を勧めるようにした方がよい．ダーモスコピーによる診察は臨床的悪性度を把握するには重要である．

治療のポイント

　小児期に治療は積極的には行わなくてよい．ただし，本人や養育者が希望したら，切除術そのものは簡単なものであるし，病理組織検査を行って良性であることを確認するのもよい．レーザー治療は，メラニン色素用レーザーでは効果が低いので，炭酸ガスレーザーなどを併用して行うようになるが，費用および期間の面でかえって不利な点が多く，組織学的検査ができない．

母親への対応

　専門医受診を勧める．

27. 亀頭部の色素性母斑

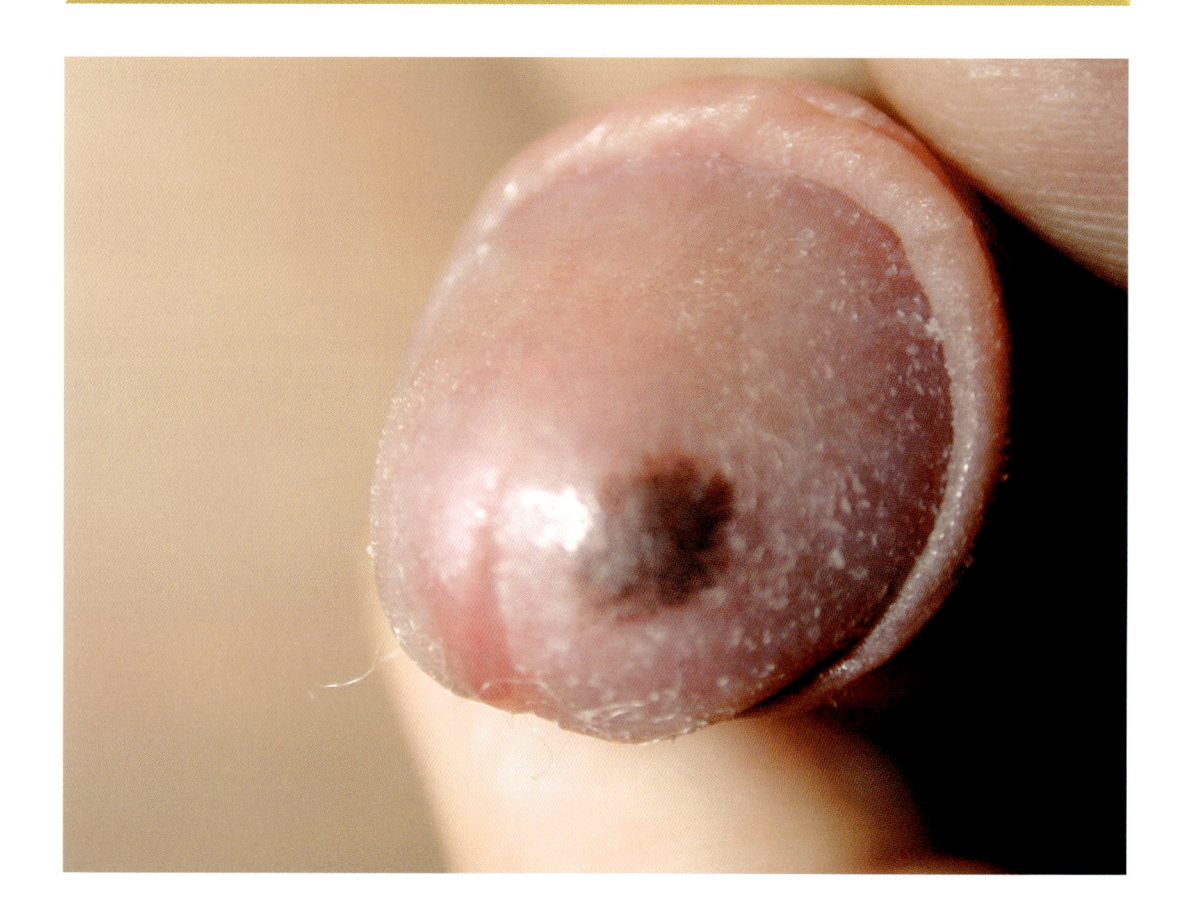

診かた・考えかた

　掌蹠，爪床に次いで，皮膚粘膜移行部も悪性黒色腫の好発部位である．
　しかし皮膚粘膜移行部の色素性母斑も，小児期に悪性黒色腫に変化することは極めてまれであり，まずないと考えてよい．
　口唇や舌に色素性母斑がある場合にも同様と考えてよい．

治療のポイント

　治療は切除術である．
　しかし，小児期に積極的に行う必要はない．
　本人，養育者の希望があれば小児期に行ってもよい．
　思春期以降には，本人の意志を確認して，切除するように勧めるのがよい．

母親への対応

　緊急性はないが，所見をよく診察してもらうために専門医に紹介をする．
　治療をすることも考えて，しかるべき施設に紹介した方がよい．

28. 有毛性色素性母斑

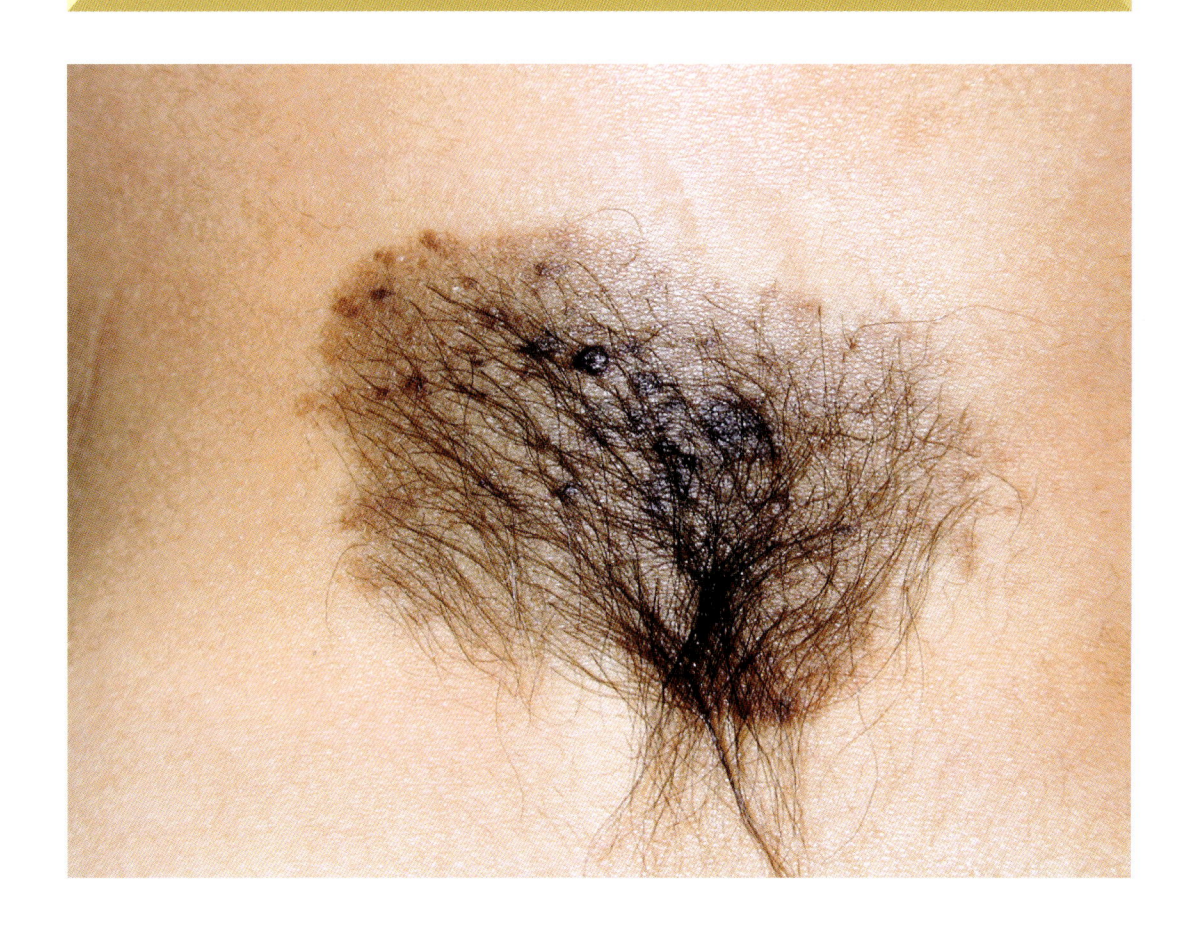

診かた・考えかた

　生来，あるいは乳児期ころから存在した色素性母斑が，数年を経るうちに，患部の毛髪が濃く長くなってくるということはよくあることである．
　それを心配して患者が受診した場合には，悪性変化でないことを伝える．
　また整容的に困っているのであれば整容的治療を考える．

治療のポイント

　色素性母斑そのものの治療としては，切除術である．
　小児期には術後瘢痕も皮膚の成長とともに伸展してしまうことを考慮して，面積と部位により個々の症例で切除の時期が異なる．
　面積が広ければ分割切除，植皮術を併用する，あるいはエキスパンダーを使っての皮膚伸展を併用した切除術などが行われる．
　毛髪は，剃ると母斑を刺激するので好ましくないが，切るか，除毛剤で除去してもよいと考える．レーザー脱毛も考えられる．

母親への対応

　母親は悪性度と同じくらいに整容的なことを心配している場合が多いが，まず専門医受診を勧める．
　毛髪についての処理の仕方は，教えておくとよい．

29. サットン母斑

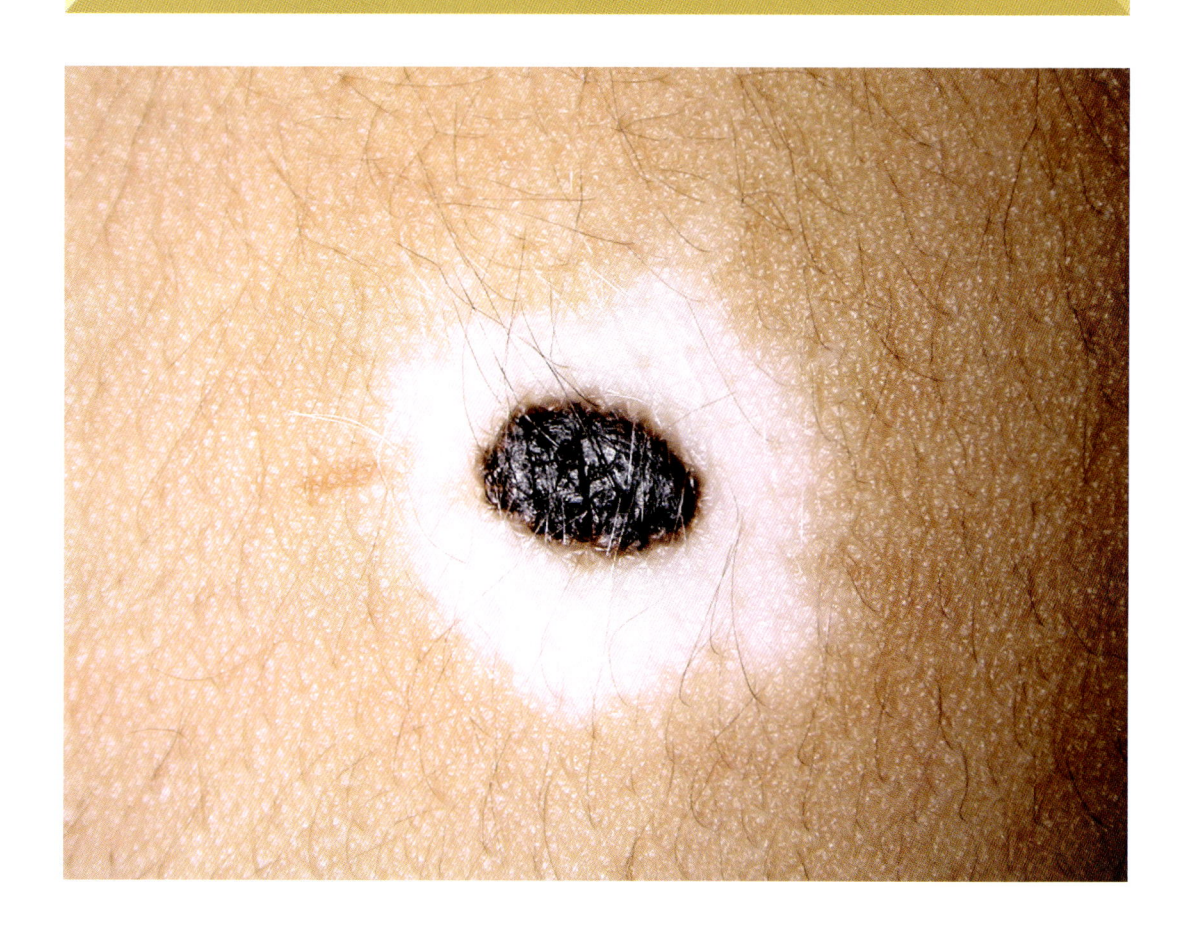

診かた・考えかた

　色素性母斑が先行してあり，徐々にその周囲に同心円状に脱色素斑が現れることがある．この色素斑と脱色素斑を合わせて，サットン母斑と呼ぶ．
　面積の小さな母斑に起こりやすい．
　この現象は，メラノサイトに対する自己免疫現象と考えられている．

治療のポイント

　とくに緊急性のある現象ではなく，もともとの色素性母斑の性質が悪性であるというものでもないので，放置してよい．
　治療は中央の母斑切除が適当で，本人あるいは家人の希望で行う．色素斑を切除すると，周囲の脱色素斑は自然消退する．

母親への対応

　自然現象であるので心配はいらないと告げる．周囲の脱色素斑はまた自然消退することもあると伝える．
　すぐに治療したいということであれば，専門医を紹介する．

30. ダーモスコピー

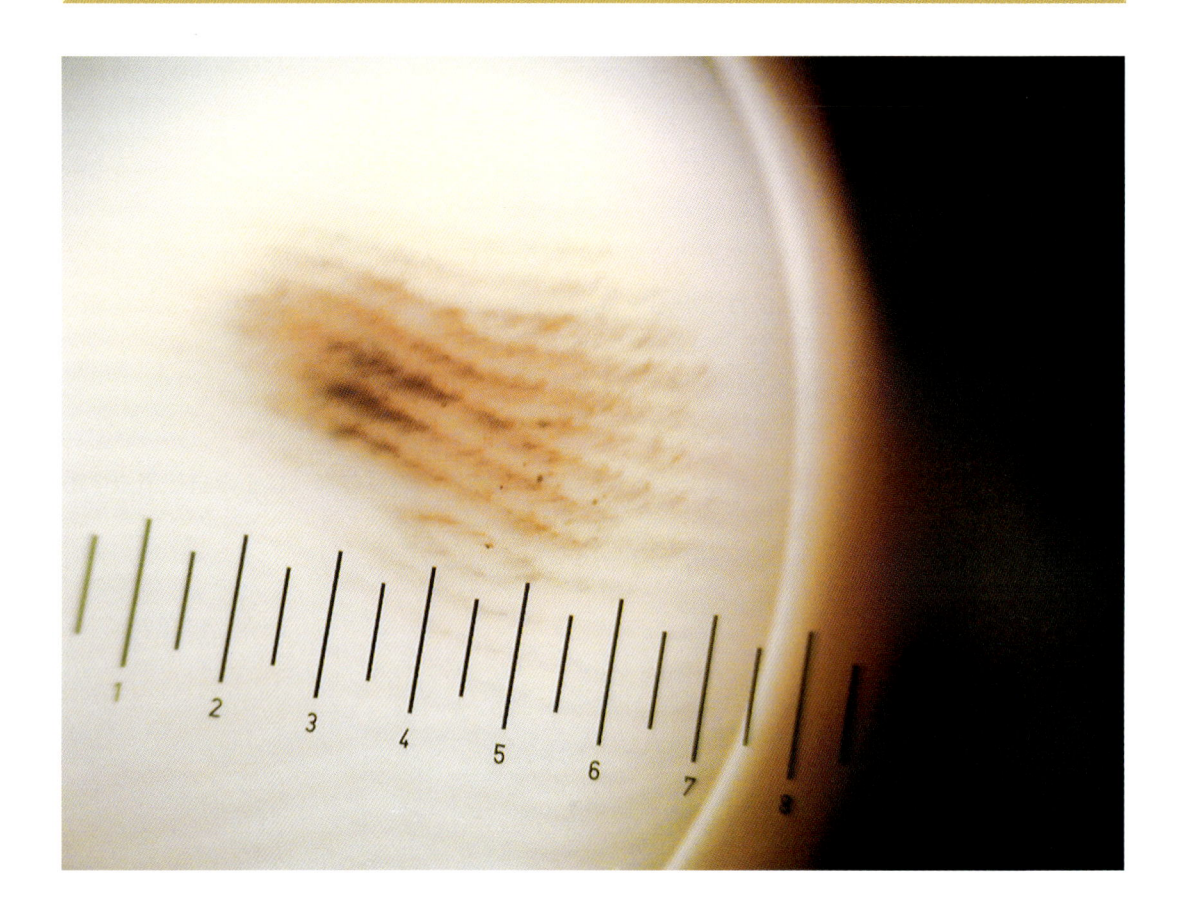

診かた・考えかた

　ダーモスコピーあるいはダーモスコープと呼ばれる皮膚科学的検査法が2006年4月から健康保険として認められた．
　これは，10倍程度の拡大鏡であり，皮膚表面から表皮下層までを詳細に観察することができる．超音波検査用ゼリーで皮膚面にレンズを接着させて，明るい光源を散乱させずに集光することで，肉眼所見では得にくい表皮下層までを観察できる．
　すべての皮膚病変を詳細に観察することができるが，とくに基底層を中心に存在するメラノサイト病変について，悪性腫瘍と母斑の鑑別に有用な所見が得られる．

　例えば，写真は，良性の足蹠の色素性母斑のダーモスコピー所見である．
　皮溝に沿った規則的な色素配列が見られる．

31. 青色母斑

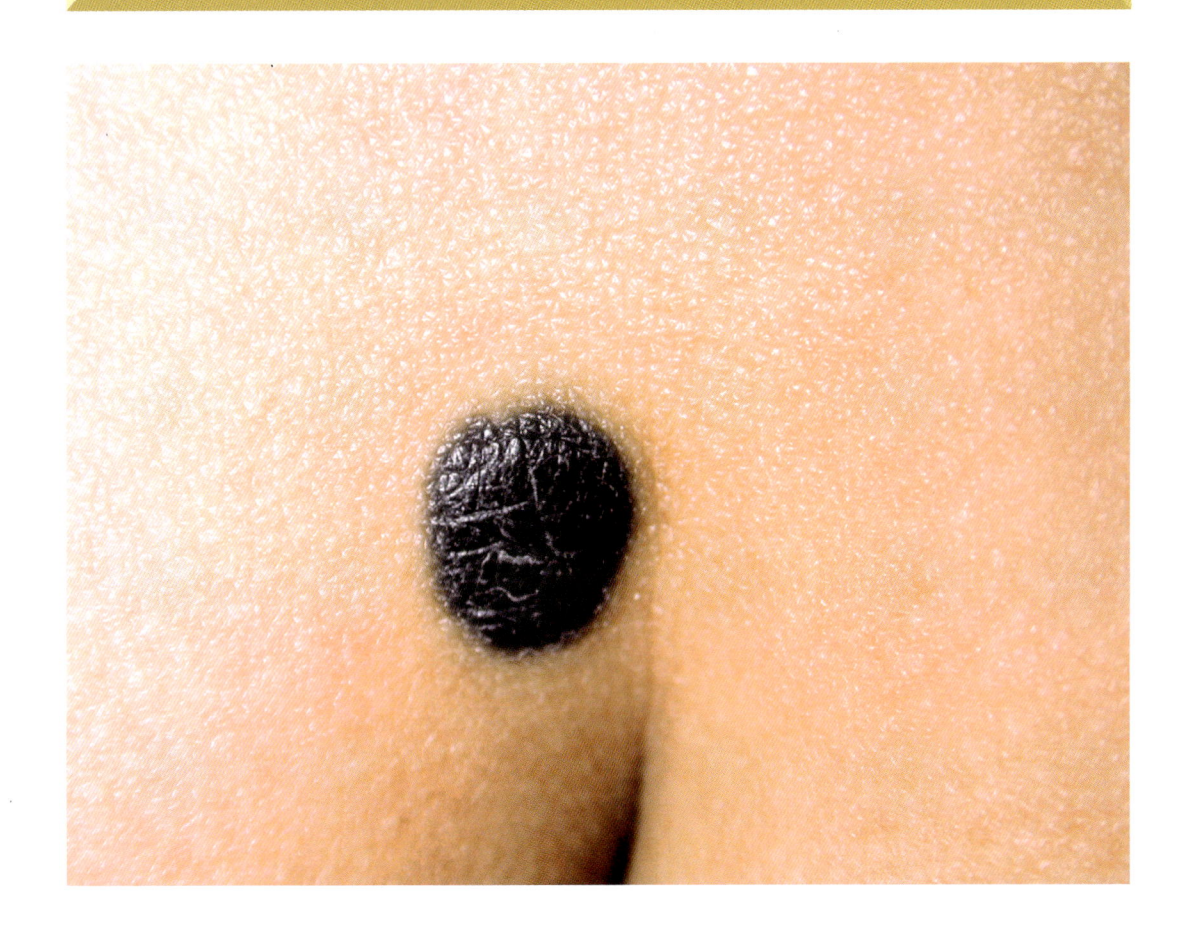

診かた・考えかた

7歳の女児の，殿部にできた青黒色の径1 cmの扁平隆起した結節性母斑である．この臨床像は，青色母斑の典型である．真皮に母斑細胞が増殖した母斑であるが，真皮内のメラニン色素は肉眼的には青色に見える．幼児期までにできることが多く，殿部は好発部位で，その他頭部，四肢にも好発する．

腫瘍性増殖であり，将来悪性化することがある．

治療のポイント

小児期に悪性化することはまれなので，緊急性はない．整容的な治療を本人あるいは養育者が希望するなら，早期に単純切除術で全部摘出することもよい．

将来は青年期くらいまでには，取り残すことなく全切除してしまうとよい．

母親への対応

専門医を紹介する．
そして，切除が治療方針であることを告げておく．

32. 太田母斑

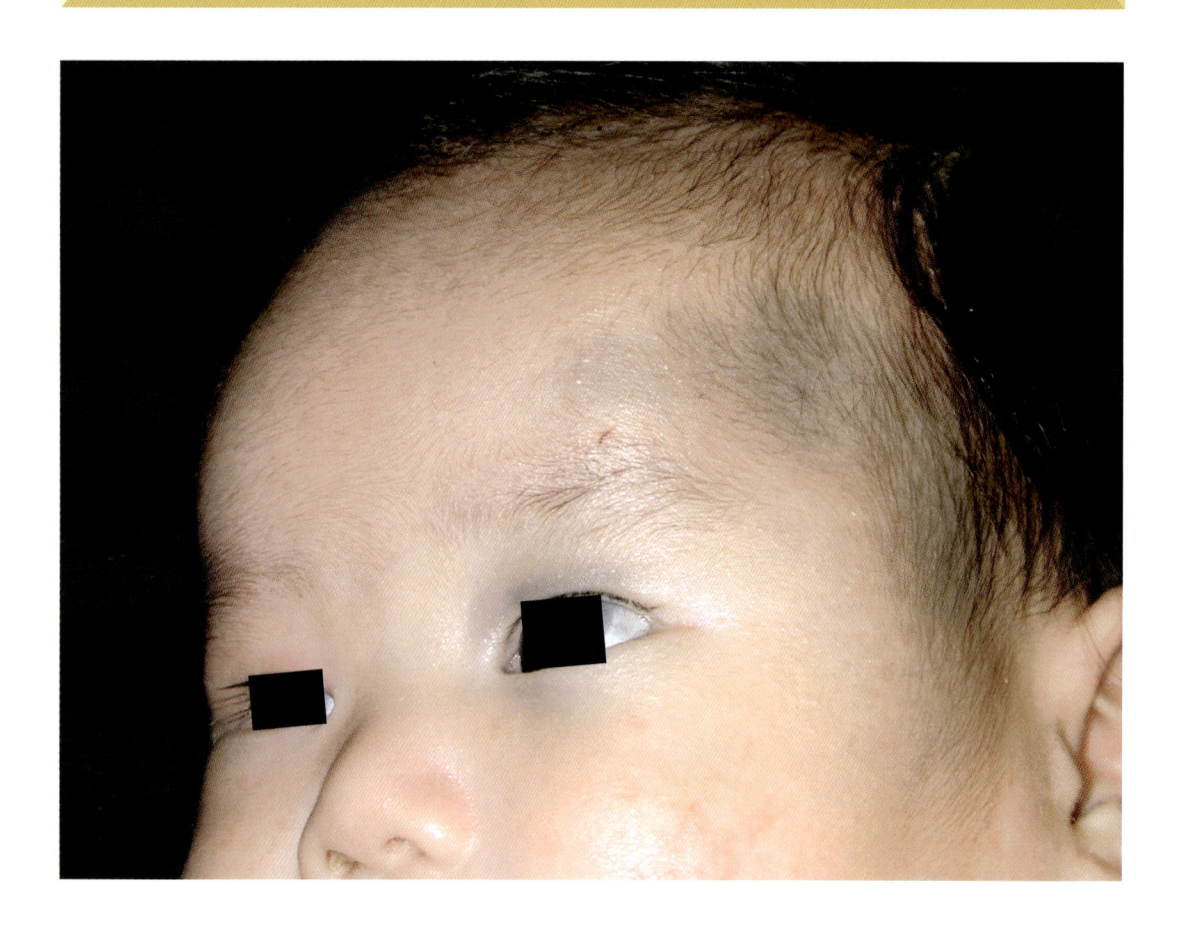

診かた・考えかた

　生後3ヵ月女児の左顔面に，三叉神経第1，2枝領域に一致した青褐色の扁平な母斑が存在する．生来気づいていたが，月齢とともに少し拡大したような感じがすると養育者は訴えている．

　太田母斑は，眼強膜に青色色素斑が存在すれば典型的で，そのほか虹彩・眼底および口蓋・咽頭・鼻粘膜・鼓膜にも同母斑が存在することがまれでない．黄色人種の女児に多い．色素斑は，青色だけではなく褐色が混在しており，点状集簇する特徴がある．真皮母斑細胞の増殖とメラニンの表皮基底層への沈着による．

　将来悪性化はないが，消えることはない．思春期より色調が増す．

治療のポイント

　メラニン色素用レーザー（Qスイッチアレキサンドライトレーザー，Qスイッチルビーレーザー）による治療が効果的である．

　その他，メラニン色素用のファンデーションを使用し目立たなくする．

母親への対応

　専門医へ紹介する．
　レーザー治療は乳児期から可能であるので，希望があれば早期に始めるとよい．
　現在のところ，眼球メラノーシスに対するレーザー治療は実際的でない．

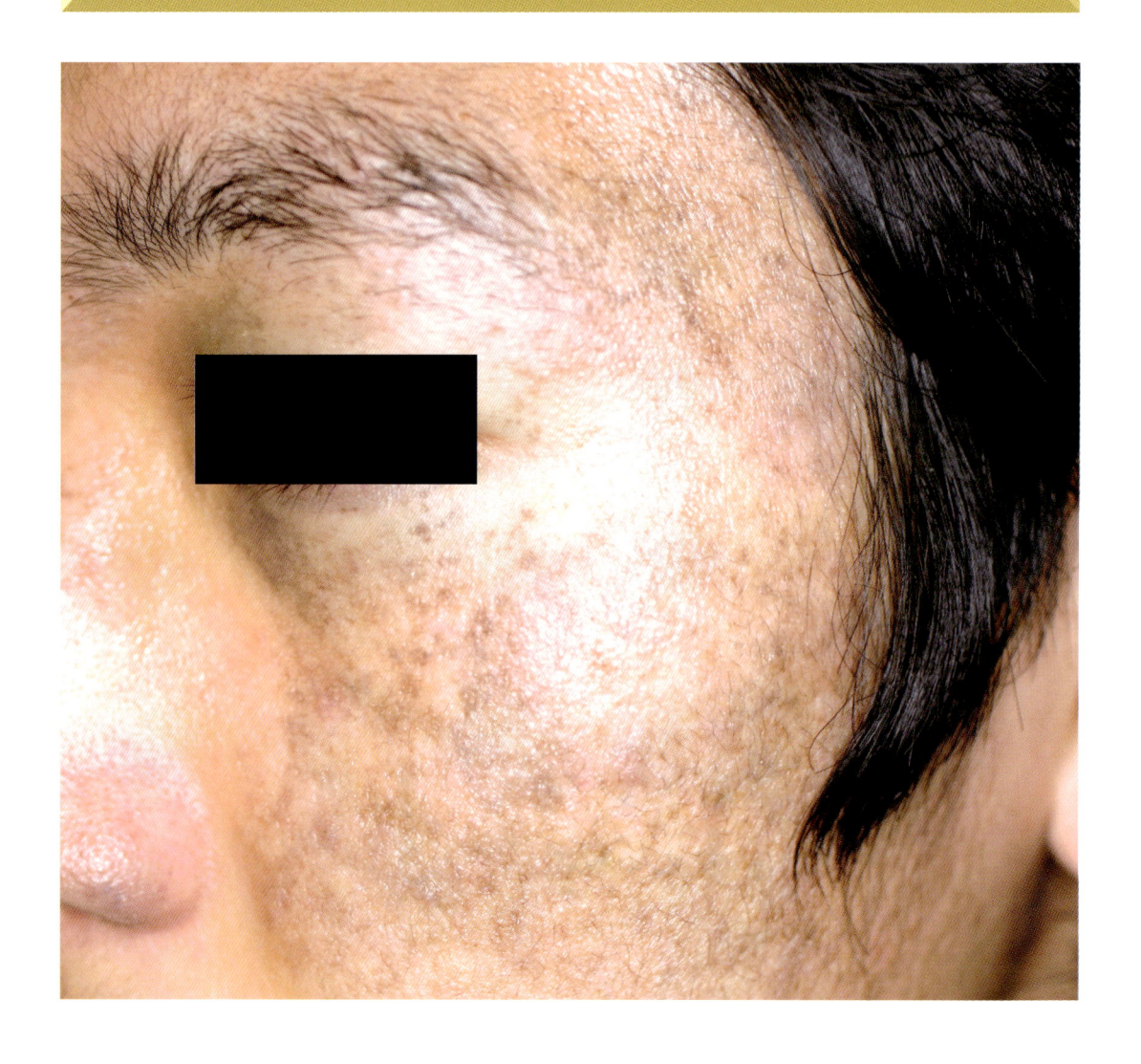

33. 太田母斑
―思春期―

診かた・考えかた

　太田母斑は，乳児期には薄かった母斑も，徐々に色調を増し，思春期以降になると，青色が黒色を帯び，全体に色調が濃くなることが多い．

　あるいは，思春期から気づくという場合もある．

　色調は単一ではなく，青色，褐色，赤色の混在であり，まれに両側に存在する．

治療のポイント

　思春期から成人期になっても，メラニン色素用レーザー治療の効果はでる．

　疼痛に対しては個人差があるが，表面麻酔でも可能であるし，無麻酔でも可能である．

　顔面の濃い母斑による，患者の心理的負担は少なくないので，なるべく治療ができるように配慮していく．

母親への対応

　思春期以降は，本人の意志を尊重する方向で考える．

　レーザー施設のある病院へ紹介する．

34. 異所性蒙古斑
―下肢―

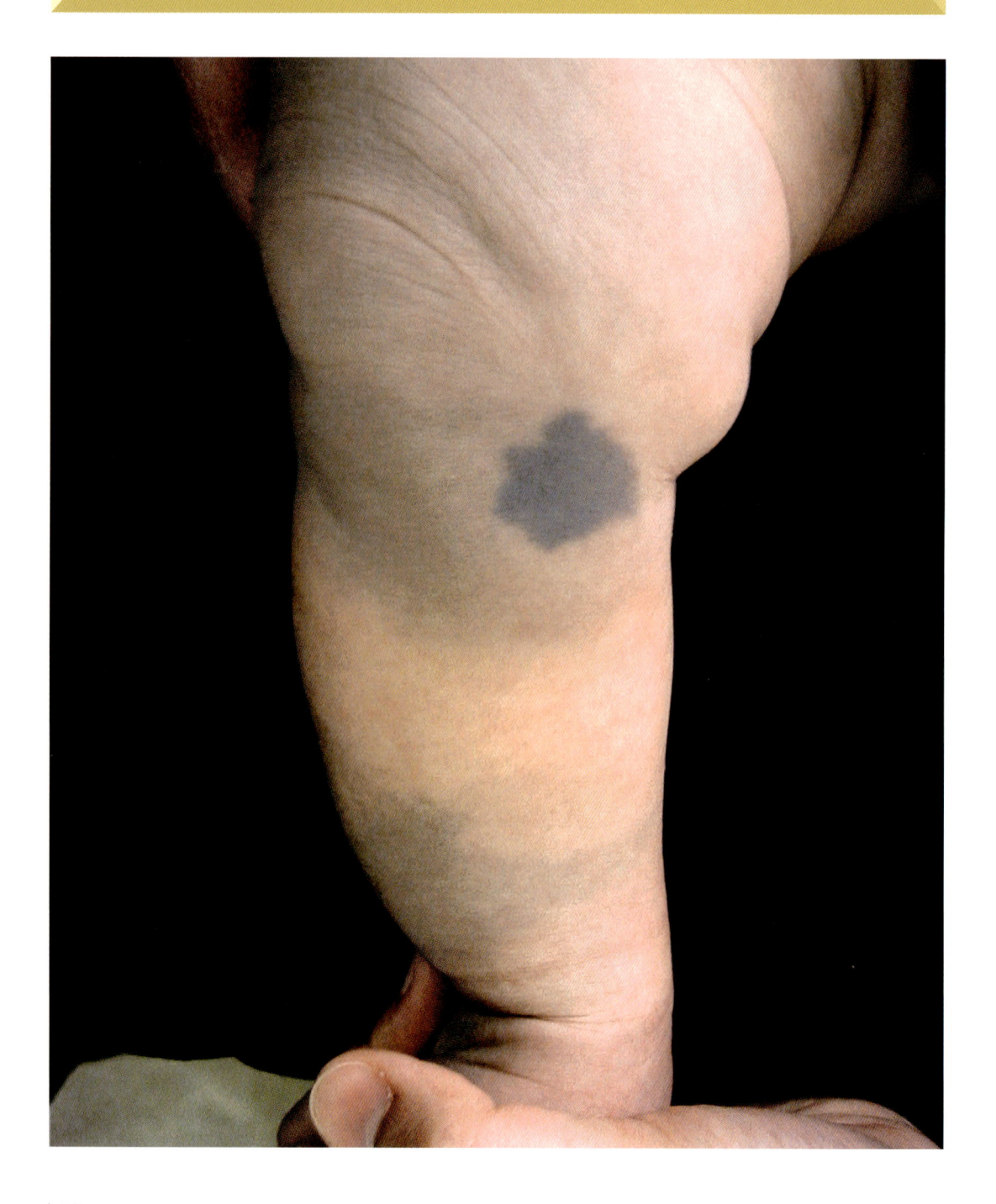

診かた・考えかた

　乳児の下肢に広範な，しかし全体としては淡色の青色斑がある．
　色調は殿部の蒙古斑と類似している．腰殿部以外の部位に存在する蒙古斑を異所性蒙古斑と呼ぶ．胎生期の真皮メラノサイトの残存と考えられ，徐々に自然消退する性質をもつ．
　しかしながら，写真のように比較的濃色のもの，とくに膝蓋上部にある円形の濃色部分の色調であると，完全な自然消退はない．

治療のポイント

　原則としては，自然消退を待つ．治療としてはメラニン色素用レーザー照射は効果的である．
　広範囲で，衣服から露出する部位にあるものや濃色で将来も完全な消退のないものについては予測を説明する．それで希望があれば，治療をする．

母親への対応

　濃いものは完全には消えないことを告げる．
　しかし将来の予測は経験がないとできないので，一人の患者を長期に観察したり，残存した蒙古斑を診察する機会の多い専門医に任せるのがよい．したがってレーザー治療を行っている皮膚科へ紹介する．

35. 異所性蒙古斑
― 手背 ―

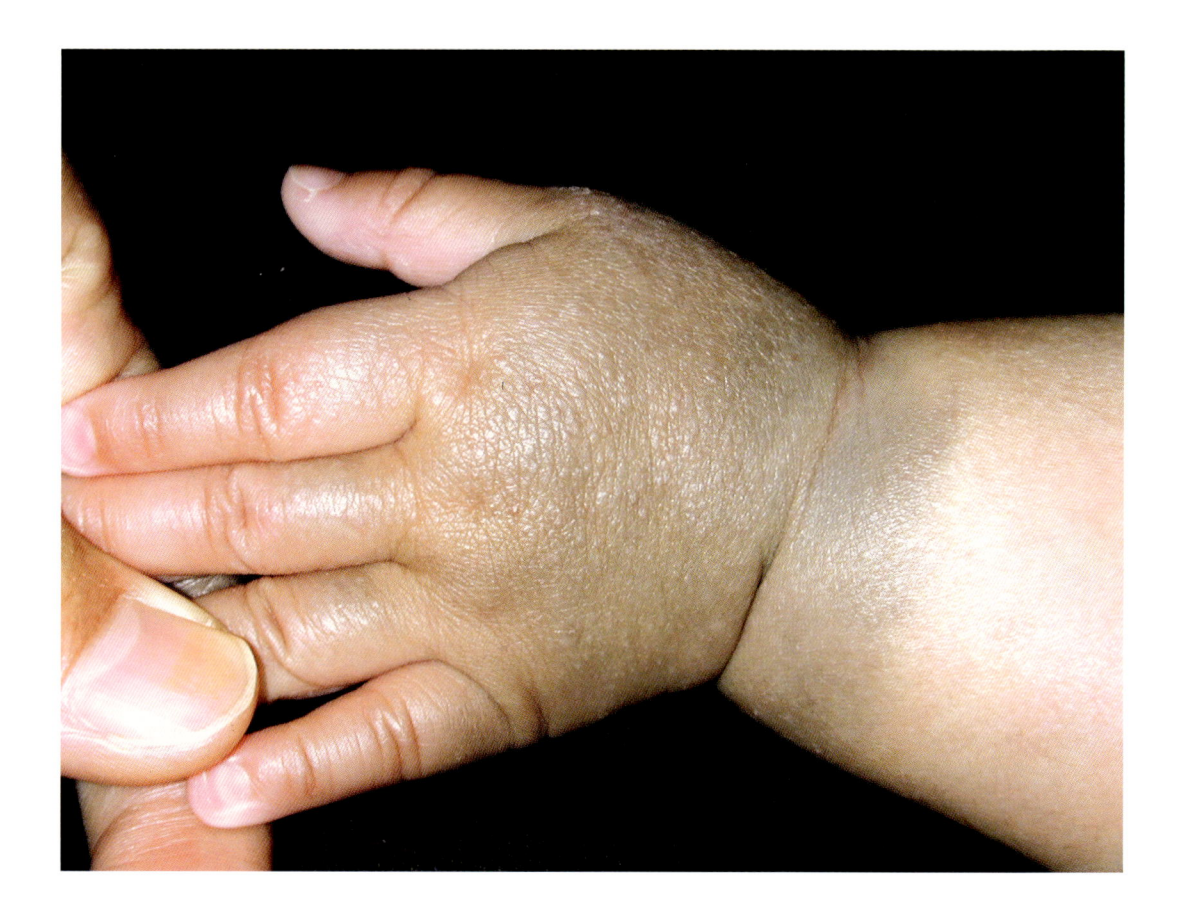

診かた・考えかた

　乳児の手背から手関節伸側にかけて，青色の異所性蒙古斑が存在している．異所性蒙古斑にも好発部位があるが，四肢の手背から手首周辺と足関節の屈側周囲には好発する．

　この部の蒙古斑は，比較的淡色のものが多く，幼児期までにはかなり退色することが多い．色調が黒色を帯びるものの場合には，消退が遅い．

治療のポイント

　手関節伸側，足関節屈側の異所性蒙古斑は，自然消退を待ってもよい場合が多い．色調によるが，ほとんどは淡色の場合が多い．やや濃いものでも，これらの部位のものは，就学前には相当薄くなるので，経過を見てもよいと考える．

母親への対応

　幼児期には相当退色することを話すと，自然消退を待つということになる場合が多い．

　母親が強く希望すれば，専門医に紹介する．

　しかし，これらの部位にあるものは淡色であることが多いせいか，衣服で隠れない部位であるにもかかわらず，レーザー治療を希望する母親は少ない．

36. 異所性蒙古斑
― 肩から上腕 ―

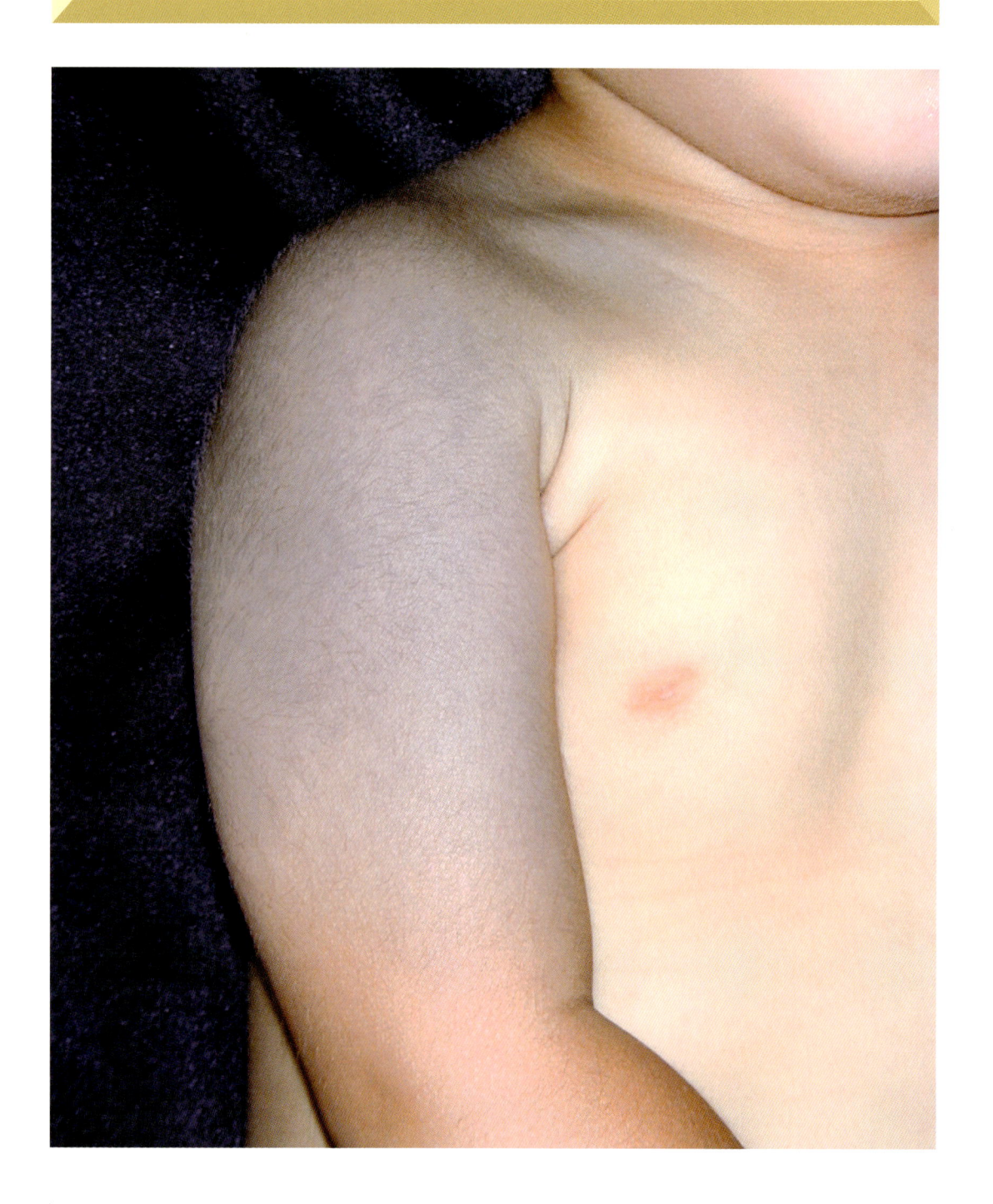

診かた・考えかた

　異所性蒙古斑の好発部位として，上腕がある．比較的濃く，色調が均一であるものが多い．

　淡色であれば，かなり自然消退するが，濃色で色素の密度が高い場合には，完全な消退は望めない．

治療のポイント

　メラニン色素用レーザー照射がよいが，四肢という部位にある母斑は，全周にわたると比較的面積があるものである．

　レーザー治療は，照射光が皮膚に対して90度に入光しないと効果が低下する．上腕のような局面の多い部位には，泣いて動く小児に効果的に照射するのは難しいため，全身麻酔を必要とすることが多い．

母親への対応

　原則は自然消退するが，完全に消退しない可能性が高いことを告げる．
　もし治療を希望するなら，専門施設へ紹介する．

37. 扁平母斑

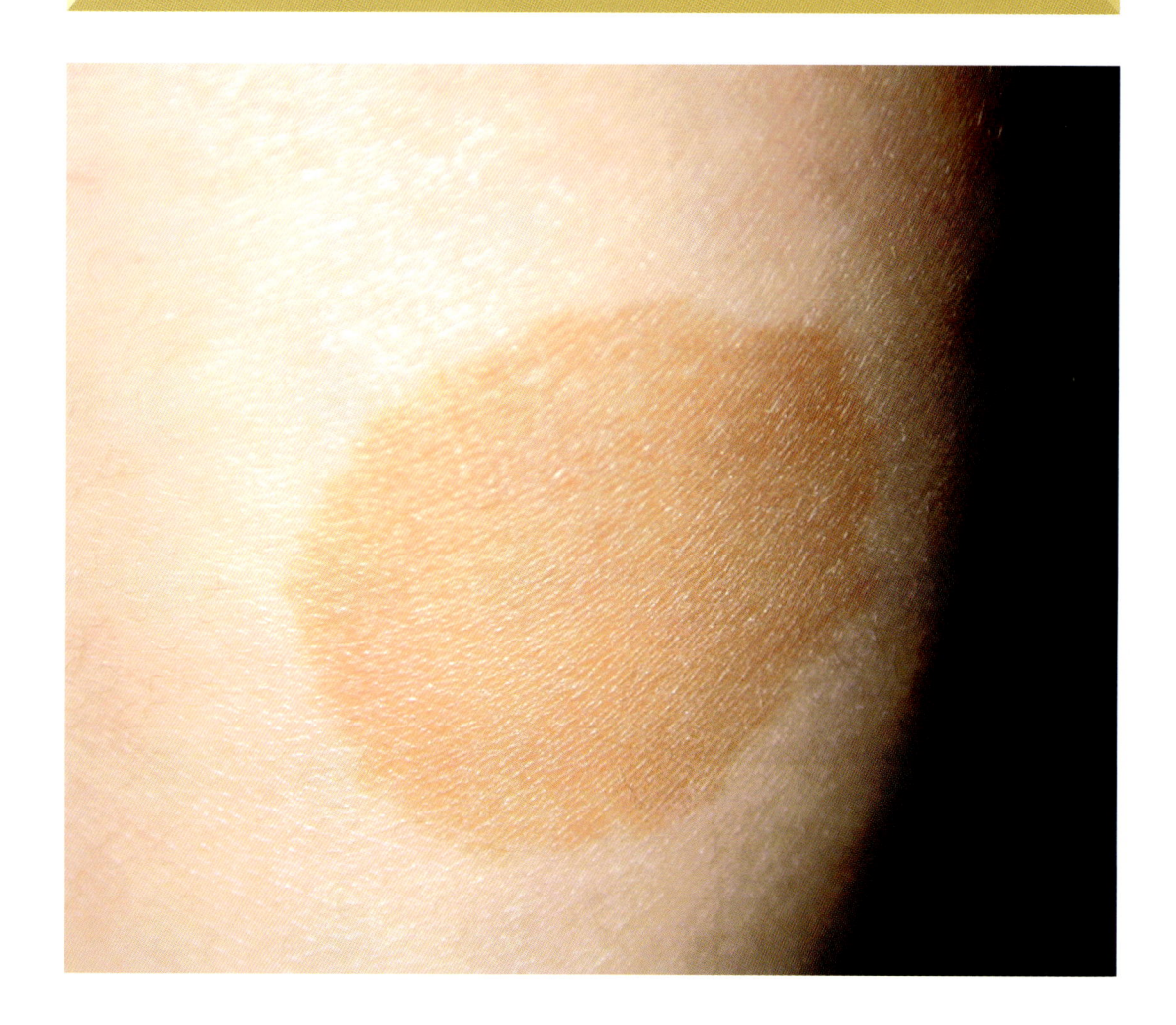

診かた・考えかた

　1歳女児の大腿部の淡褐色母斑である．生後すぐには気づかず，数ヵ月してから気づいたという．扁平母斑は表皮基底層のメラニンの増殖である．周囲との境界明瞭で皮膚色以外に異常を認めない．

　自然消退はない．

　径1cmくらいの楕円形の淡褐色斑が数個以上見られる場合は，カフェオレ斑として神経線維腫症1型を考える．

　カフェオレ斑も，基底層メラニンの増殖であり，本質は扁平母斑と同じである．

治療のポイント

　手術，皮膚剥離術，レーザー治療がある．

　メラニン色素用レーザー治療は，低年齢の方が効果が高いという報告がある．また，再発率は30〜70％と報告されているが，再発しても継続すれば効果が出るとする報告やかえって色調を濃くする場合もあるとする報告など，一定しないのが現状である．

母親への対応

　専門医を紹介する．

　レーザー治療については，効果が一定しないが，希望が強ければ試す価値はある．レーザー治療の効果は，数ヵ月間かかって徐々に色調は減少するので，いずれにしても照射をしてしばらく経過を見て進めていくようにすることになるのである．

38. 脂腺母斑

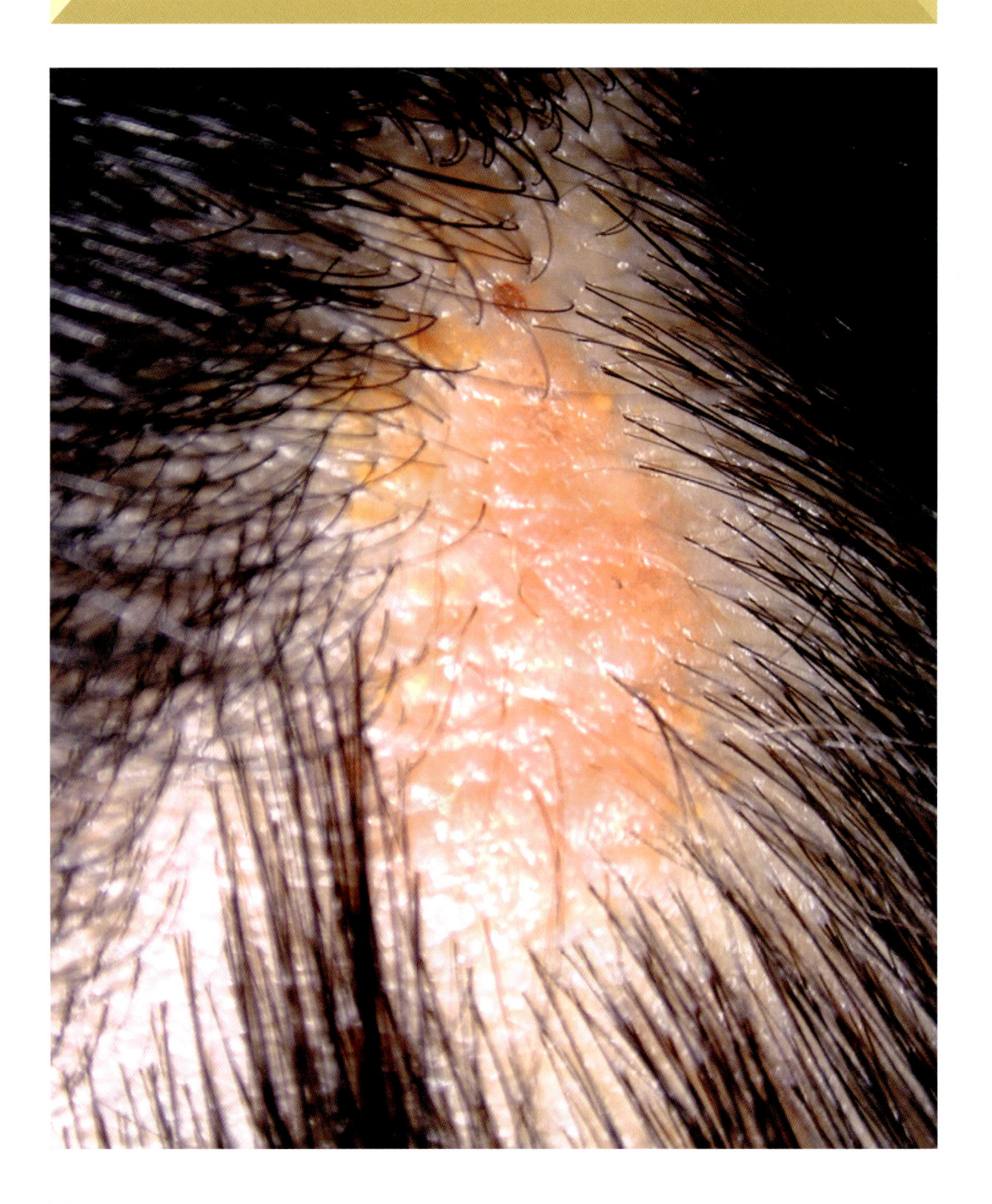

診かた・考えかた

　乳児の頭部に脱毛を伴う楕円形の淡紅色〜黄色の母斑がある．母斑の表面をよく見ると，平滑ではなく疣贅状である．
　脂腺母斑は，頭部および顔面に好発する，先天性の円形〜楕円形の数cmくらいまでの母斑である．色調は淡紅色から淡黄色で，表面は粗である．皮下組織が透見できる場合には，鑑別診断として先天性皮膚欠損を考えなければならない．頭部脂腺母斑は脱毛を伴い，生涯毛髪は生えず，また母斑も消退しない．類器官母斑の一種であり，将来は腫瘍の発生母地となりやすい（30歳以降の腫瘍発生率30％．しかしながら悪性腫瘍はそのうち数％）．

治療のポイント

　治療は，切除縫合術である．
　すなわち母斑部を切除して，頭皮を引っ張って寄せ縫合する．脱毛は改善される．しかしながら，頭皮の縫合部は，皮膚の成長期には伸展されやすいので，十分な縫合が必要である．

母親への対応

　思春期以降で治療は十分であるので，小児期に治療を行う必要は必ずしもない．もし小児期に手術を施行するとなると整容目的が大きい．
　希望があればしかるべき施設へ紹介する．

脂腺母斑 nevus sebaceus
病因：不明．主に脂腺の過形成．Mehregan らは皮膚のすべての構成成分（表皮，付属器，結合織など）が関与しているととらえて類器官母斑と呼んだ．
症状：頭部，顔面に好発し，頭部では脱毛を伴う．症状は3期に分類される．
第1期：出生時：蒼白〜淡紅色〜黄色調の脱毛を伴う局面：数cmまでの円形から楕円形が多い．
第2期：乳幼児期：扁平〜軽度疣贅状の隆起．色調は黄色調が強くなる．瘙痒感を伴うことあり．
第3期：思春期以降：さらに疣贅状隆起が増し，脂漏性痂皮を付着．瘙痒感を伴ことが多い．
30歳以降に，本母斑を母地として，上皮系腫瘍が発生することが多い（30％）．そのうちの数％が悪性で，基底細胞腫が多い．
病理：表皮乳頭腫状増殖．毛包脂腺系，アポクリン腺および真皮の結合織の増殖．
治療：切除術．脱毛を伴うので整容的に希望する養育者も多く若年で手術する場合が多い．

39. 脂腺母斑

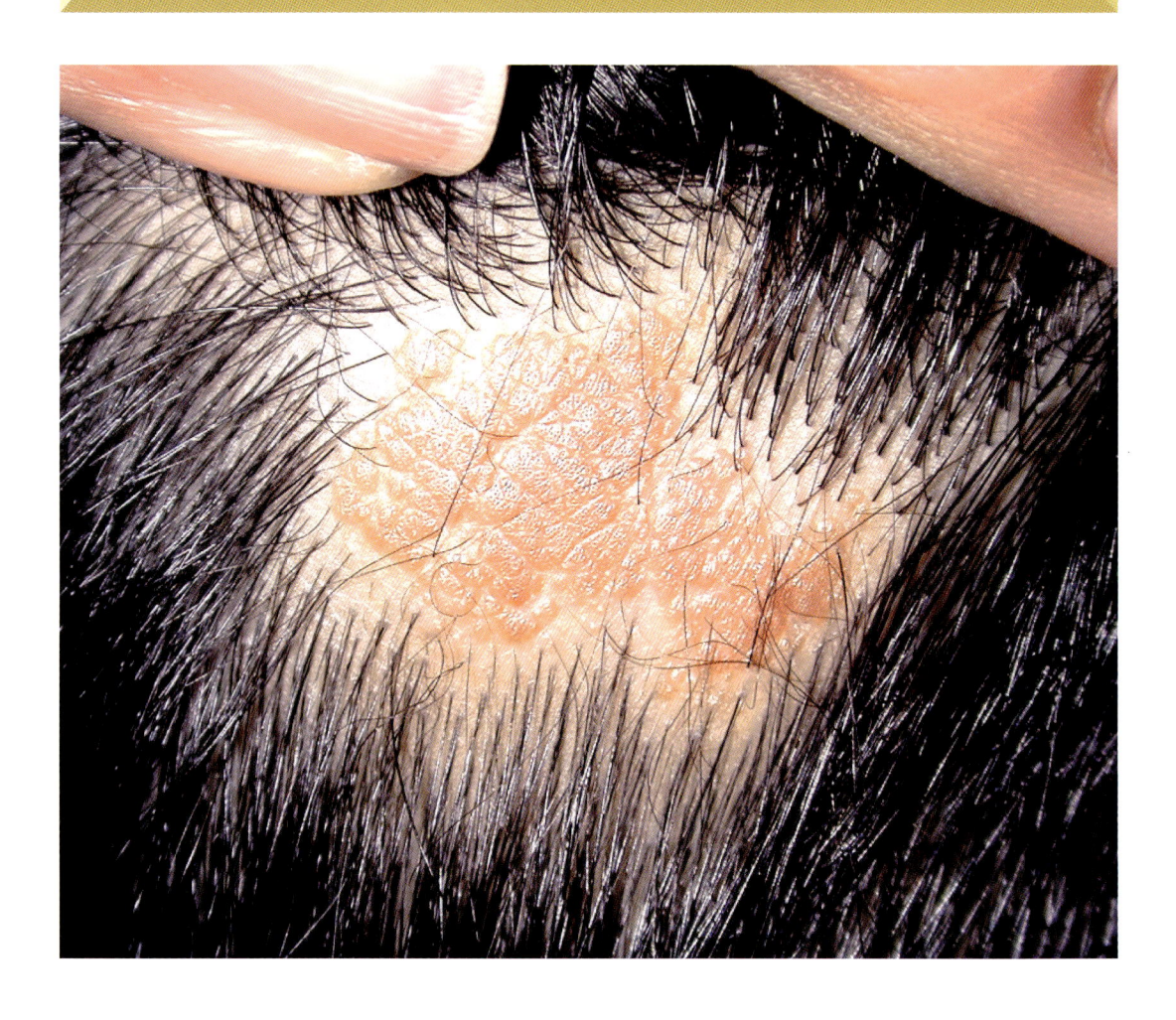

診かた・考えかた

　脂腺母斑には，患者が思春期に至るころに，増殖期と呼ばれる時期が訪れる．
　症状としては，母斑の疣贅状隆起が増す，黄色から褐色の色調に変化する，脂漏性痂皮が付着するなどである．またそういう状態とともに瘙痒感も強くなることが多い．

治療のポイント

　増殖期は，切除術に踏み切る時期になる．
　このころには，まだ腫瘍が発生することはまれであるが，報告はある．
　患者本人も，希望がはっきりとしてくる年齢となるので，養育者の意見で治療が左右されることが減る．

母親への対応

　将来の腫瘍発生母地となりやすいことを伝え，切除術を勧める．
　治療は整容的な目的も重視し，形成外科のある施設へ紹介するのがよい．

40. 先天性皮膚欠損

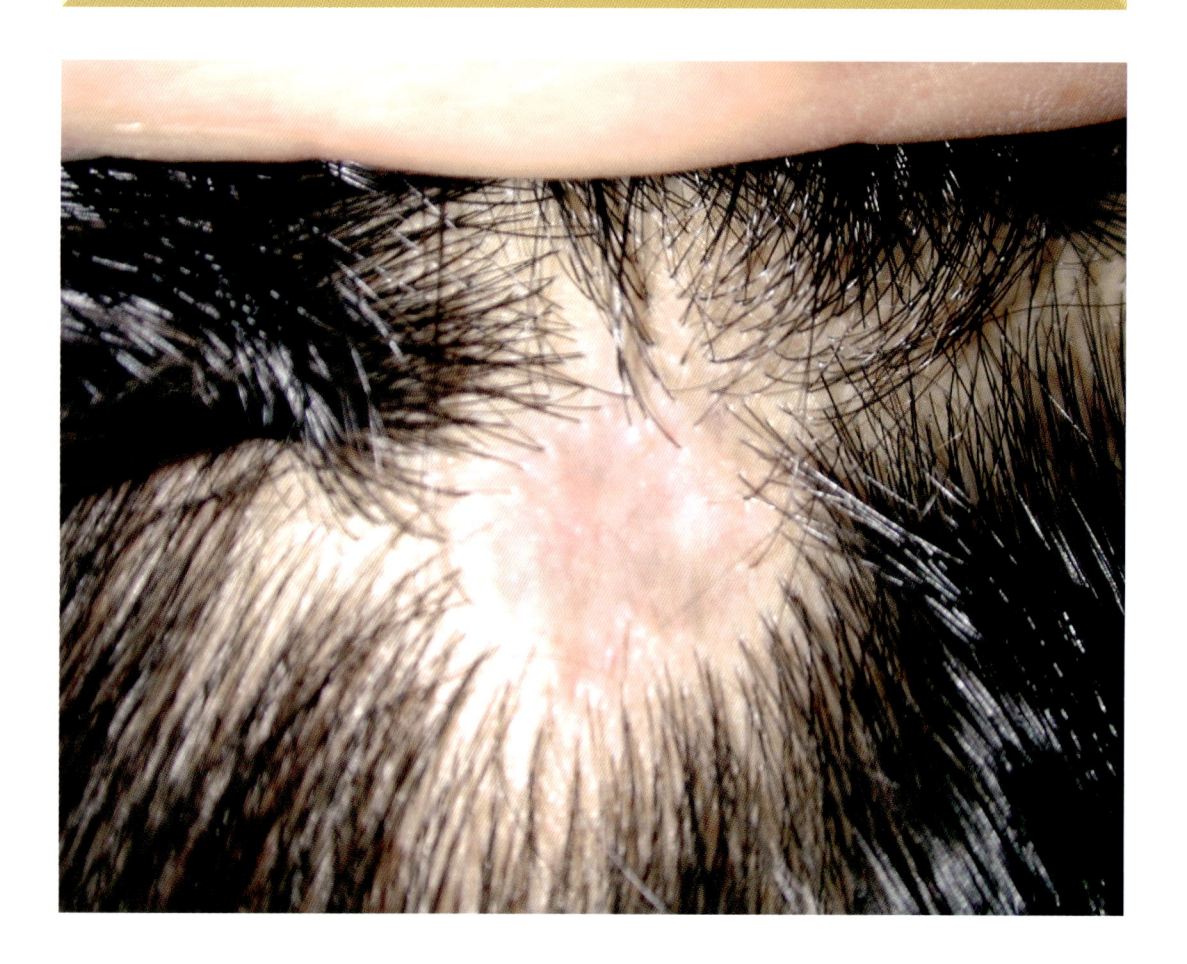

診かた・考えかた

　頭部に好発する先天性皮膚欠損や表皮欠損は，生後すぐに円形から楕円形の脱毛部として気づかれる．個数は単発が多いが，ときに2〜3ヵ所に認める．
　しばしば脂腺母斑と誤診されるが，脂腺母斑は皮膚面からわずかに隆起していて淡紅色から淡黄色であるのに対し，皮膚欠損は水疱状，あるいはわずかに陥凹している透明な局面である．指で触診するとわずかにへこみを感じることができる．まれにその下部の頭蓋骨も欠損していることや，同時に脳ヘルニアを合併している場合もあるので精査を要する．

治療のポイント

　合併症があれば，それに対する治療を行う．
　欠損部は，切除して縫縮術を行う．

母親への対応

　まれではあるが，合併症がある可能性があるので，検査が必要であることを説明する必要がある．あとは，整容的治療を希望するかどうかにより手術治療になることを説明する．いずれにしても検査と治療が可能な施設に紹介する．

41. 表皮母斑

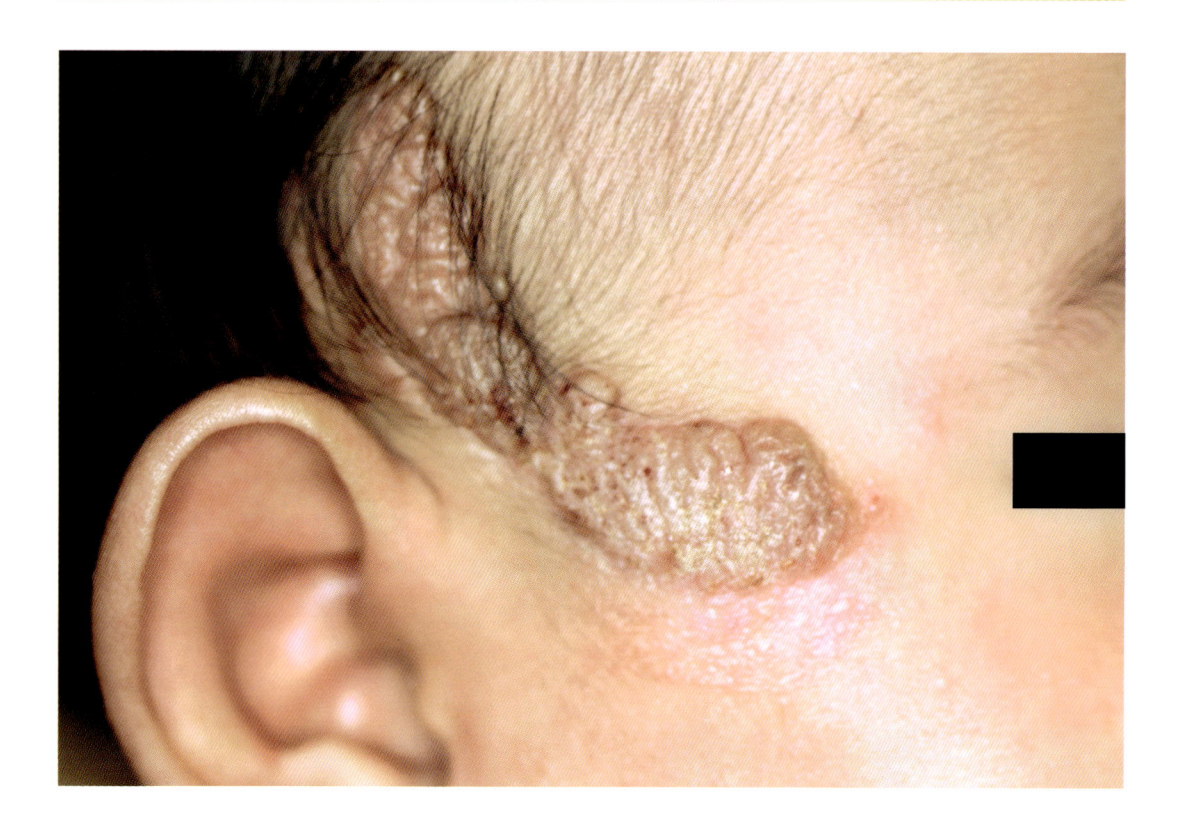

診かた・考えかた

　乳児の右こめかみから前側頭部にかけて，褐色〜赤色のざらざらした丘疹が集簇して帯状に並んでいる．出生時から丘疹があったが，徐々に拡大，集簇することが多い．
　表皮母斑は，表皮ケラチノサイトの過形成で，多くは片側性でBlaschko線に沿って列序性に並ぶ．自覚症状はないことが多いが，瘙痒や湿疹様変化を伴うものもある．まれに中枢神経症状や骨異常を伴うことがあり，表皮母斑症候群と呼ぶ．生涯消えることはないが，将来の腫瘍性変化はまれである．

治療のポイント

　整容目的で，切除術，皮膚剥離術，炭酸ガスレーザー治療などを行う．
　合併症がある場合は，神経内科，整形外科的な治療を対症的に行う．
　目立つ部位にあったり，瘙痒感が強い場合には，QOLが低下するので整容的および症状をとるために患者および養育者が治療を希望することが多いが，その希望に合わせて治療するのがよい．

母親への対応

　上記のような場合を除くと，小さく目立たないものや，自覚症状のないものも多く，母親はあまり治療を希望しない場合も多い．脂腺母斑に比べ腫瘍発生率は低いので，あまり積極的に治療する必要はないと話してよい．

表皮母斑 epidermal nevus

病因：ケラチン蛋白の遺伝子学的モザイクが報告されている．表皮ケラチのサイトの過形成．出生児1/1000人（外国）．

症状：出生時〜6ヵ月くらいまでに黄色〜暗褐色のザラザラとした疣状の丘疹が発生し，次第に拡大融合して，線状の配列をなす．全身のどこにでも生じるが，体幹と四肢に好発．片側性が多く，Blaschko線に沿った列序性配列を示す．限局性のものから，全身に及ぶものまでさまざま．年齢とともに褐色調が増し，疣状の隆起も増す．小範囲のものを疣状母斑nevus verrucosus，広範囲に列序性配列をなすと列序性母斑linear epidermal nevusという．自覚症は基本的にないが，かゆみを伴うことがある．女児の下肢に好発する激しい瘙痒感を伴うものを炎症性線状表皮母斑inflammatory linear verrucous epidermal nevus：ILVENという．

☆Blaschko線：Alfred Blaschkoが線状分布を示す83例の母斑と63例の後天性疾患のスケッチをもとに提唱したのがBlaschko線．現在では遺伝子学的モザイクとの関係が明らかになっている．

病理：過角化，表皮肥厚と真皮乳頭の延長．列序性母斑では顆粒変性．

治療：切除術，皮膚剥離術．まれに本母斑が基底細胞腫，有棘細胞癌，付属器悪性腫瘍などの母地になることがある．

42. 神経線維腫症 1 型

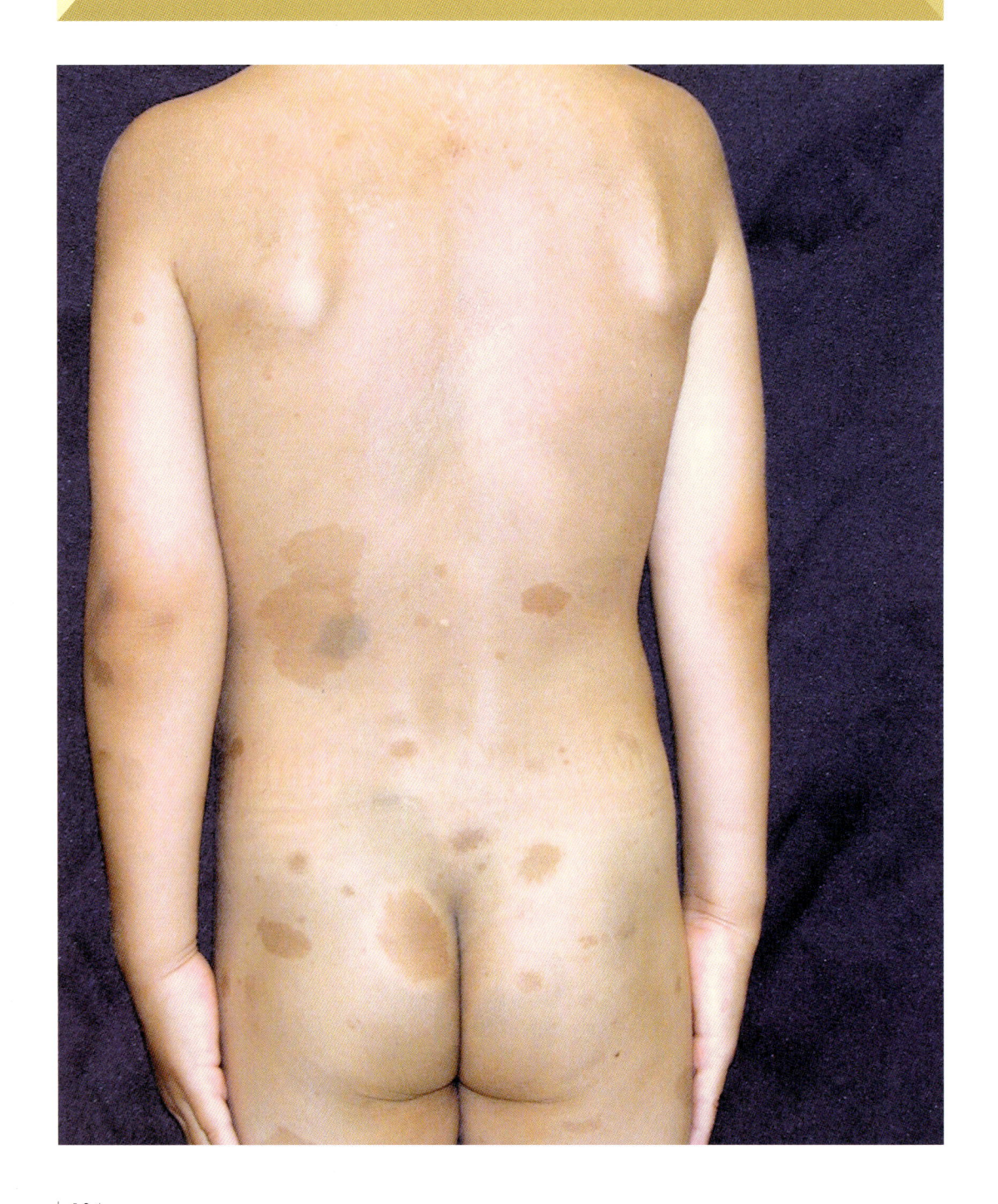

診かた・考えかた

　レックリングハウゼン病という病名は世界的に使わないようにする傾向にある．
　4歳男児の背部に，径1〜数cmの円形から楕円形のミルクコーヒー色をした褐色斑が多発している．また，小型の同様の斑も多発集簇している．出生時からすでに多発していたが，4年間で，小さい斑が増加し続けている．径1〜数cmまでをカフェオレ斑あるいはレックリングハウゼン斑と呼ぶ．カフェオレ斑が6個以上存在する場合には，神経線維腫症1型を考えて精査を行う．1/2000人に発症する常染色体優性遺伝の外胚葉系組織に異常をきたす神経皮膚症候群（母斑症）の一つであるが，両親の表現型は健常であることも少なくない．

治療のポイント

　カフェオレ斑もメラニン色素用レーザーをして色調を消退させることは可能であり，低年齢の小児の方が効果はよいが，再発する可能性は高い．
　10歳までの小児にとり，重要なことは高率に起こる痙攣のコントロールである．また先天性緑内障や偽関節などの骨障害などの重篤な合併症が生じることはまれであるが，その場合にはむろん各科の治療が必要である．幼児期から7割以上の患者に見られる虹彩結節は診断的価値が高い．幼児期から小カフェオレ斑が多発し（freckling），腋窩や鼠径部および顔面に集簇する．

母親への対応

　両親が健常である場合に納得を得る説明をすることは難しく，精神的ショックを受けるので慎重に話をする．徐々に出てくる症状に対する治療を遅らせることがないように半年に一度くらいの各科検査を受けることを勧める．できれば長期的に各科の医師が連携してフォローできるような，小児専門総合病院を紹介するとよい．

※神経線維腫症1型の詳しい解説は122ページ参照

43. 神経線維腫症1型

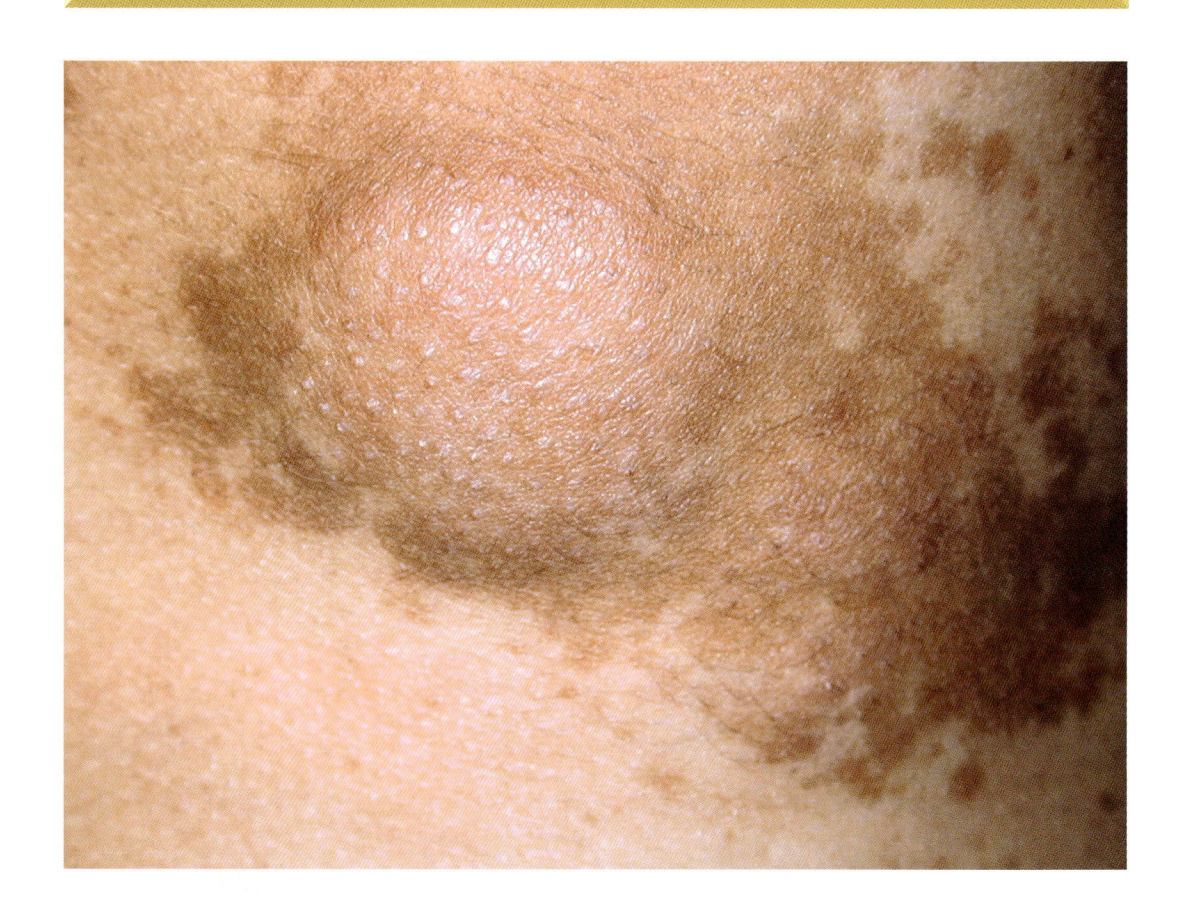

診かた・考えかた

　神経線維腫は，良性腫瘍である．カフェオレ斑に一致して生じる場合は，比較的大型のカフェオレ斑上に生じることが多い傾向があり，乳幼児期からすでに存在していることが多い．そして，年々大きさと隆起が増す．

　また，思春期以降には，必ずしもカフェオレ斑と一致しない部位に小さな神経線維腫が多発してくる傾向がある．数mmから1cmくらい大で，柔らかく，皮膚面を持ちあげるように隆起してくる腫瘍である．

治療のポイント

　神経線維腫は，柔らかく，大きなものは徐々に下垂してくる．

　部位によるが，増大により機能障害や疼痛も生じる．機能障害はもちろん，下垂も放置しすぎると修復が難しくなることがあるので，可能な限り障害が小さいうちに外科的手術を行う．しかし再発は免れない．多発する小さいものは放置せざるを得ない場合も多い．

母親への対応

　乳児検診でカフェオレ斑を指摘されると，インターネットで調べ，関連サイトに掲載されている多発する腫瘍の臨床写真を見てショックを受ける母親は多い．

　実際には，腫瘍が目立つようになるのは，青年期から成人期であることが多いので，そのころには母親は患者の皮膚は見なくなるのが普通である．

　15歳までの小児期においては，学童期からカフェオレ斑について悩むことが多い．カフェオレ斑は，小さいものは増えるが幼児期以降に大きい斑は増えないので，幼児期までに大きなものだけでもレーザー治療を試みるのは一法である．

44. 神経線維腫症1型

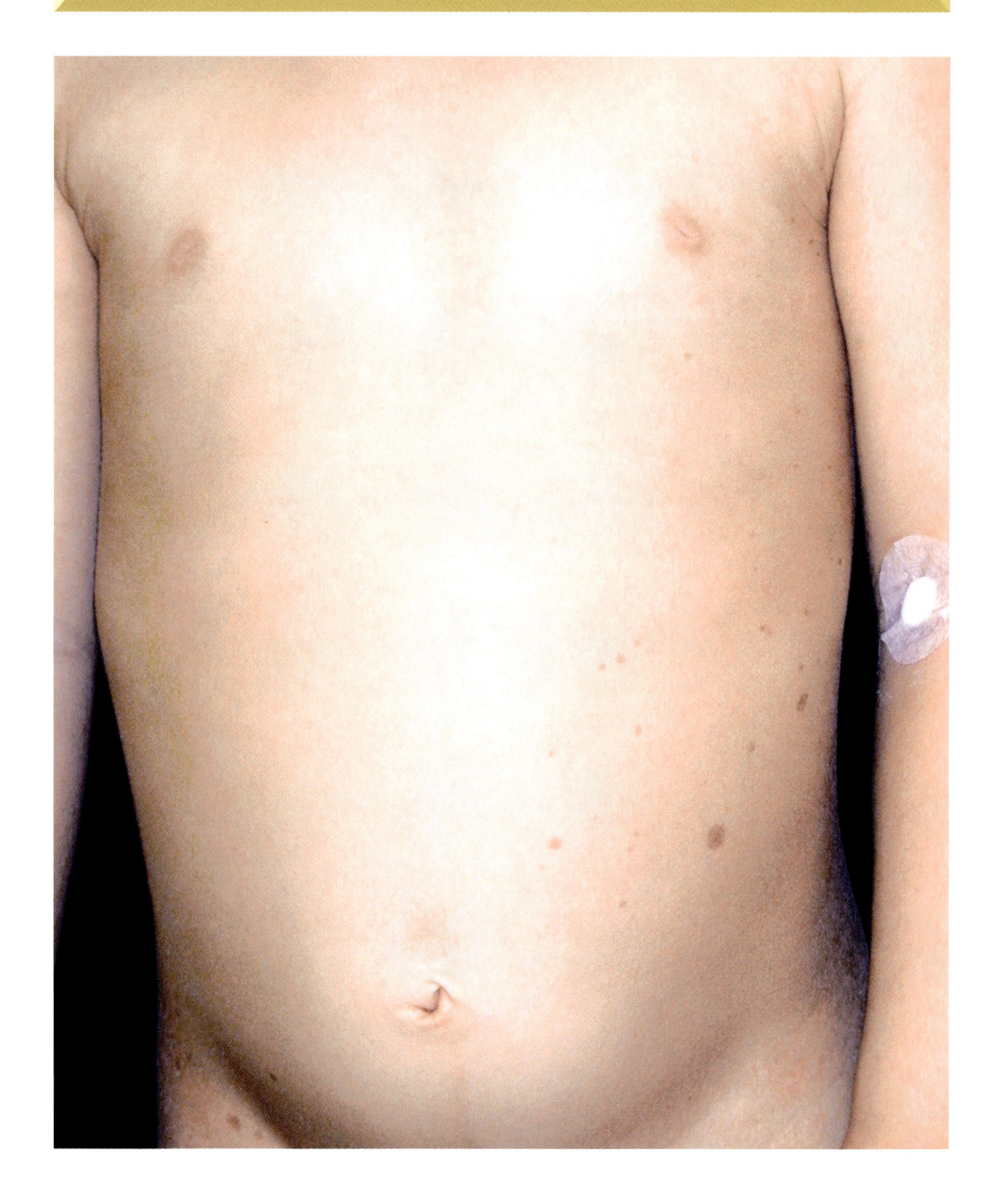

診かた・考えかた

カフェオレ斑は，本質的には扁平母斑と同様に，表皮基底層のメラニンの増加による褐色斑である．しかし，径1〜数cmくらいのやや楕円なものが典型的なものであるので，これが多発している場合には扁平母斑ではなくカフェオレ斑として考える必要がある．また，全身的に多発する場合だけではなく，分葉型に生ずる場合も，神経線維腫症1型として考える必要があるとされている．

治療のポイント

以前は，分葉型のカフェオレ斑は，神経線維腫症ではないとしてきたが，これも将来は，その部の神経線維腫が多発してくることがある．
カフェオレ斑は，分葉部分に小型のものが増加し続ける．
検査と治療は，全身にカフェオレ斑が生ずる場合と同様である．

母親への対応

全身のカフェオレ斑を生ずる患者と，基本的には同様の説明が必要である．
長期的フォローをしかるべき施設で行うことが望ましい．

45. McCune-Albright 症候群

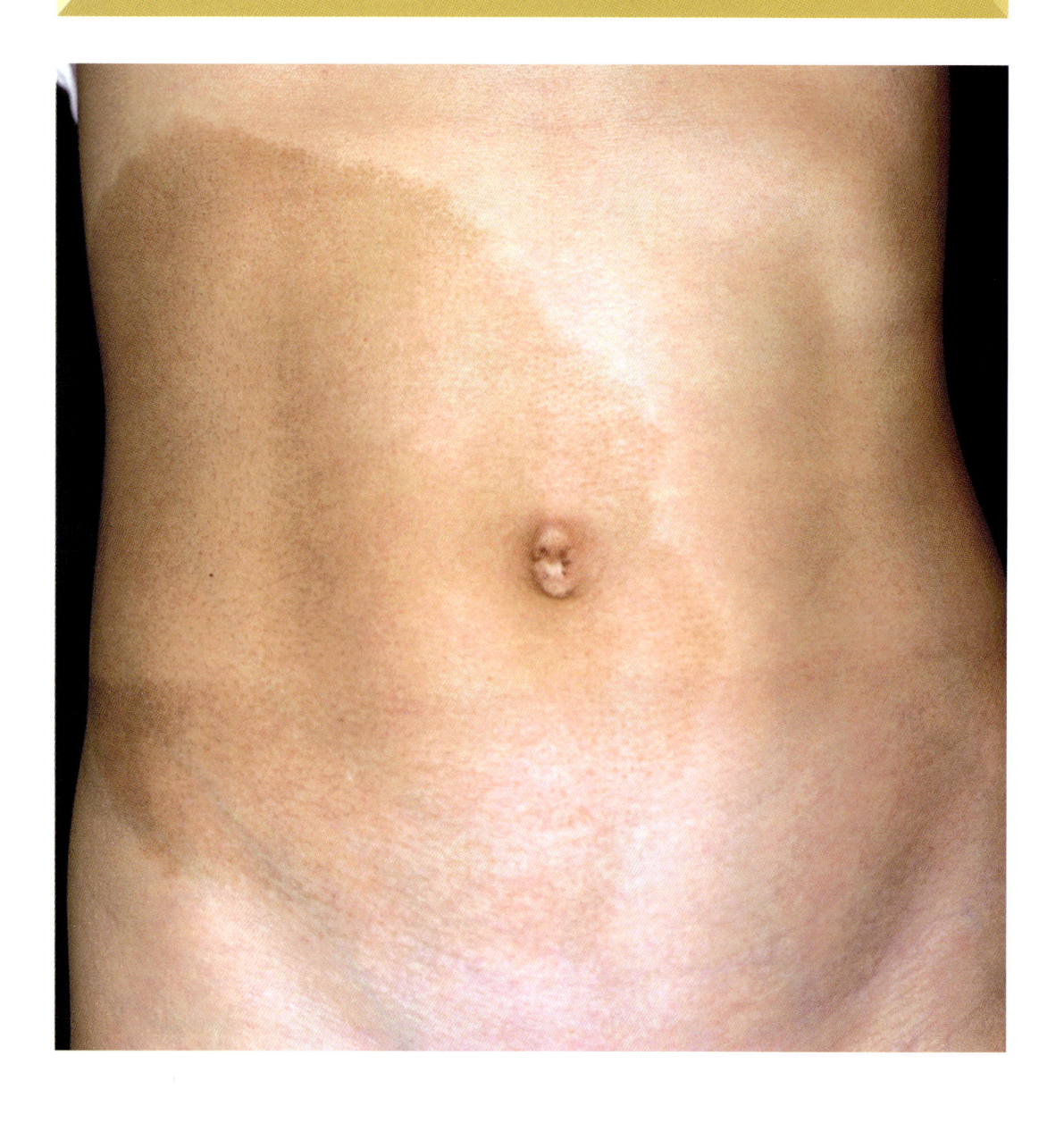

診かた・考えかた

学童期の女児の腰殿部，下腹部に大型の扁平母斑がある．

出生時から存在しているもので，一部レーザー治療を受けている．腰殿部から下腹部の大型の扁平母斑を見たら，本症候群を考えて精査を行う必要がある．

本症候群であると，内分泌器官と骨の異常を合併することが特徴であり，思春期早発症，易骨折などが起こり得る．

治療のポイント

扁平母斑については，扁平母斑の項に述べたとおり，メラニン色素用レーザーにより，色調の減弱をはかることができる．思春期早発症や骨病変に関しては，内分泌科，整形外科の治療が必要である．

母親への対応

母斑の特徴から，合併症がある症候群が考えられるため，各科の精査が必要であることを説明する．しかるべき施設に紹介する．

46. 色素失調症
Bloch-Sulzberger症候群

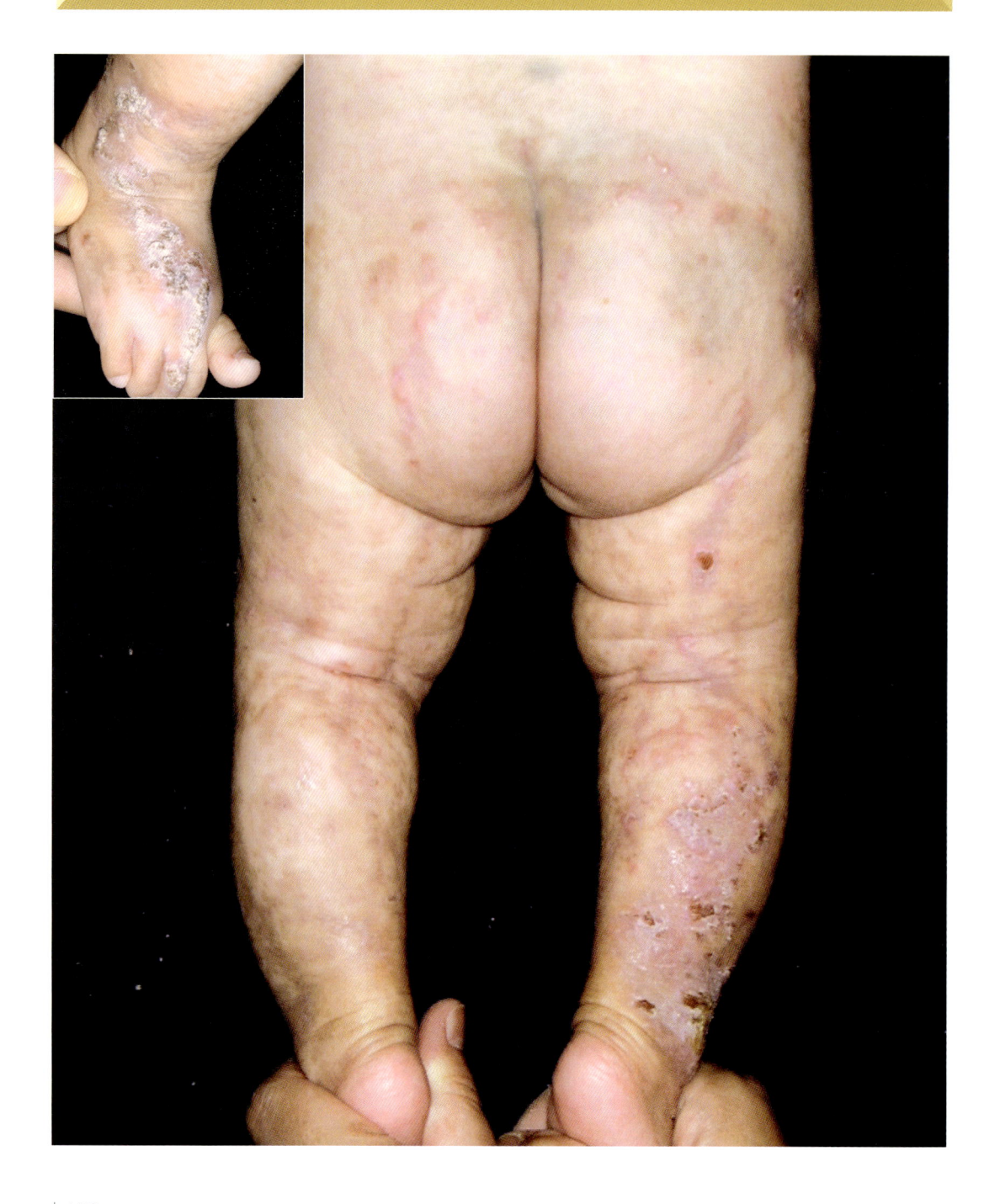

診かた・考えかた

　外胚葉系組織に異常をきたす症候群の一つである．出生時から1週間以内に，紅斑を伴う小水疱が体幹，四肢，頭部に多発する．Blaschko線に沿って列序性に並ぶのが特徴的である．水疱は好酸球性で，末梢血の好酸球増多もみられることがある．Xq28にマッピングされたNEMO（NFκβ essential modulator）遺伝子の変異により発症する．X染色体優性遺伝性疾患でありほとんどが女児に発症する．臨床症状は特徴的な変化をきたす．上記の炎症性水疱が数週間続いた後，数ヵ月間疣状苔癬期と呼ぶ四肢末端を中心に角化疣状変化（左上写真）が起こる時期が続き，その後灰黒色のマーブル状色素沈着を残す．頭部は水疱があった部は脱毛をきたすことが多い．色素沈着は就学前くらいには，ほぼ自然消退する．

　その他，眼症状，歯牙欠損の合併は高率にみられ，ときに骨異常，中枢神経症状を伴う．

治療のポイント

　水疱期には，浸出液が出るので，保護用の軟膏などを処方する．新生児期には，網膜や脈絡膜血管異常をきたすことがあるので，早期に治療を施すことで視力異常を防ぐことができる．歯牙は欠損していたり，形態異常があることがあるが，機能上日常生活には問題がない程度ですむことが多い．頭部の瘢痕性脱毛は，形成外科的な切除縫縮術を行う．

母親への対応

　母親が同症であることが多いが，記憶していないことも多々ある．各科の検査と治療を受けられる施設に紹介する．次子を希望する場合には，遺伝相談を受けるように勧める．

※色素失調症　Bloch-Sulzberger症候群の詳しい解説は122ページ参照

47. 葉状白斑
結節性硬化症

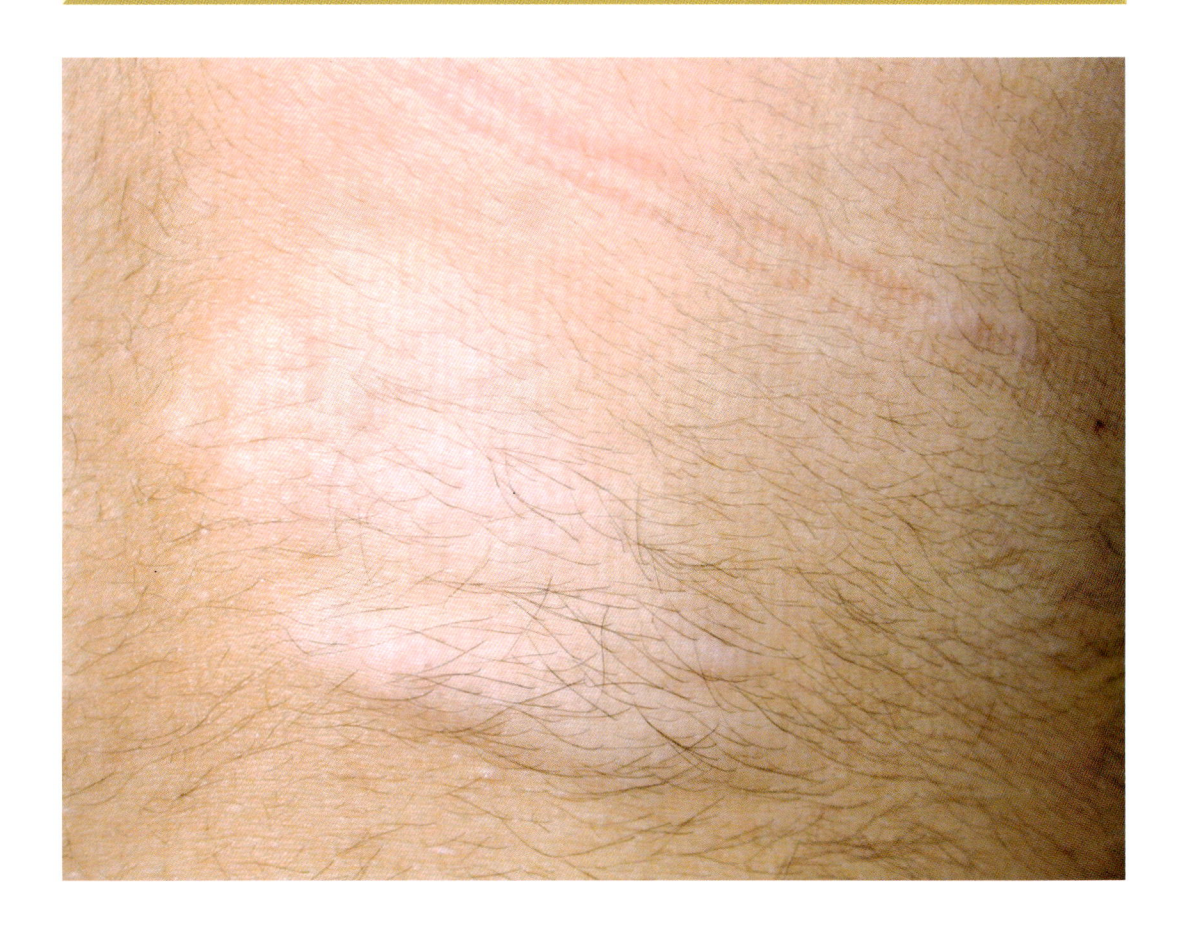

診かた・考えかた

　結節性硬化症の15歳女児の下肢に，長楕円形の脱色素性母斑がある．木の葉のように見えることから，葉状白斑と呼ばれる．これは乳幼児期から体幹や下肢に好発するので，痙攣発作を起こす乳幼児に，脱色素性の母斑を見たら，結節性硬化症を疑う．見落としやすいので，ウッド灯を照射して診察すると確認しやすい．結節性硬化症の責任遺伝子は第9染色体（9q34）にある*TSC1*（tuberous sclerosis complex 1）遺伝子および第16染色体（16p13.3）にある*TSC2*遺伝子である．常染色体優性遺伝をとるが，60〜70％は弧発例である．

　脳内所見として，側脳室壁や基底核の結節状石灰沈着，側脳室拡大，大脳皮質の星状膠細胞性過誤腫が見られることが多い．網膜にも星状膠細胞性過誤腫を見ることがある．また，水腎症，腎嚢胞などを伴うことが多い．

治療のポイント

　白斑自体のよい治療法はないが，それを望む結節性硬化症の患者家族は少ない．葉状白斑をもつ乳児が痙攣発作を繰り返したら，神経内科で精査し，治療を行う．その後もフォローを続けることが大切である．

母親への対応

　痙攣発作を繰り返すことが多いので，その治療をきちんと行うことがとても大切であることを説明する．しかしながら，知能低下は進行性でよい治療法はない．

結節性硬化症 tuberous sclerosis : Bourneville Pringle
病因：責任遺伝子は第9染色体（9q34）に存在するTSC 1：tuberous sclerosis complex 1および第16染色体（16q13.3）に存在するTSC2遺伝子．常染色体優性遺伝．6割は孤発例．
三主徴：1．顔面の血管線維腫　2．痙攣発作　3．知能障害
症状：
（皮膚）乳児期の葉状白斑 white leaf-shaped macule：体幹や下腿に好発する長楕円形の色素脱失．ウッド灯を照射すると確認しやすい．半数の症例にみられる．
幼児期以降に多発する鼻周辺の血管線維腫 angiofibroma：皮膚色から淡紅色の2〜数mm大の硬い丘疹が多発．鼻唇溝，頬にかけて左右対称に認める．幼児期から生じて，加齢とともに増加する．
思春期以降に粒起革様皮膚 shagreen skin：結合織母斑の一種．腰部や臀部に数cmくらいの皮膚色から褐色の結節隆起性局面を形成．
爪囲線維腫：Koenen腫瘍：血管線維腫が爪囲に出現したもの．
（中枢神経）生後1歳までに50％の症例で痙攣．その後加齢とともに知能低下が現れる．
（その他）網膜，虹彩，肺，心，腎などに合併症．
治療：皮膚は切除，炭酸ガスレーザーなど．抗痙攣薬．

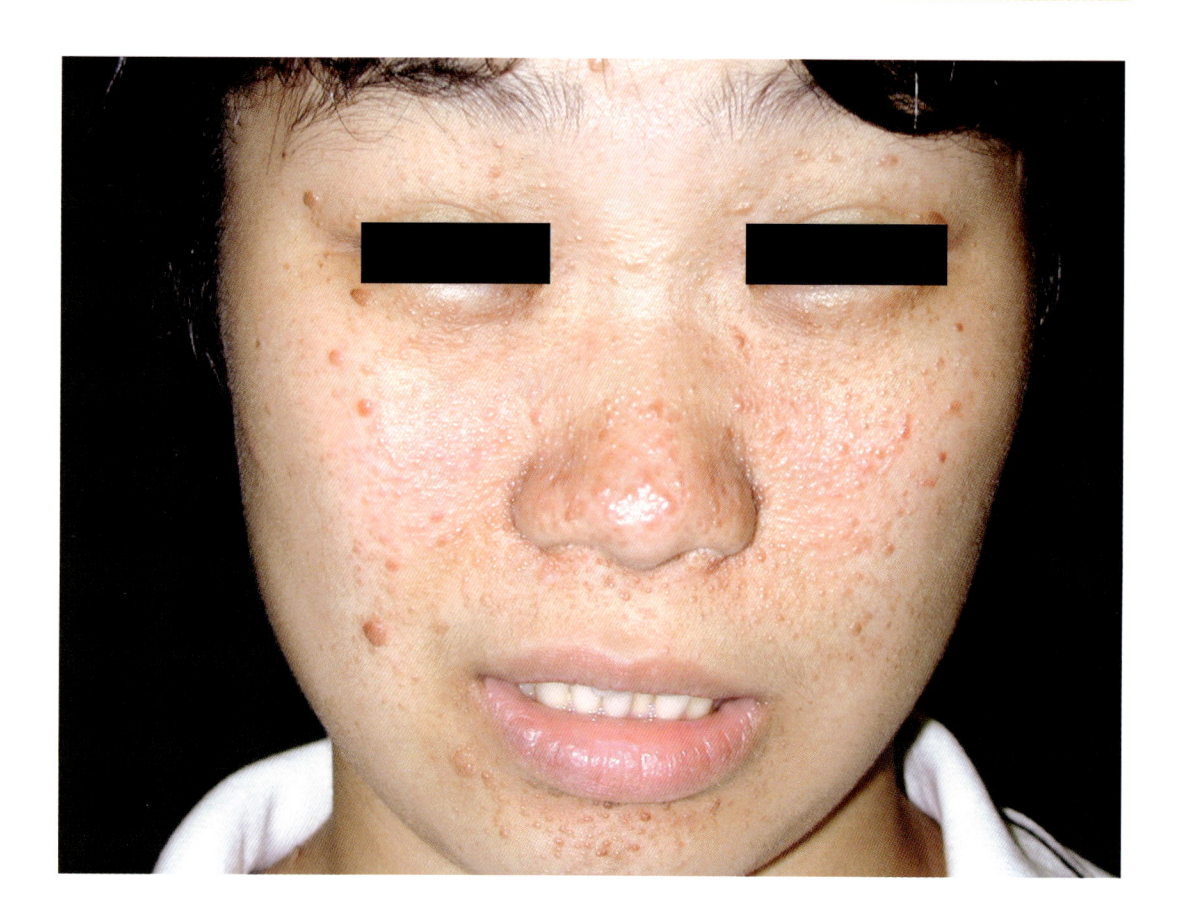

48. 血管線維腫
結節性硬化症

診かた・考えかた

　15歳女児の鼻とその周辺，および両頬と下顎にかけて常色～淡紅色の径数mm大の充実性光沢ある丘疹が多発している．丘疹は，左右対称に生じていて鼻唇溝に集簇している．結節性硬化症に特有の症状で，幼児期から生じてくる．

　これらは，血管線維腫であり，これらが生じるころには，知能障害が明らかとなることが多く，結節性硬化症（三徴：①顔面の血管線維腫，②痙攣発作，③知能障害）と診断される．血管線維腫は年齢とともに増加し融合する．

　思春期になると，粒起革様皮膚（shagreen skin），爪囲線維腫(Koenen腫瘍)も特徴的皮膚症状としてみられることがある．

治療のポイント

　血管線維腫は，皮膚剥削術，切除術，凍結療法，レーザー照射療法などを行う．再発しやすい．

母親への対応

　母親は，思春期に至った患者の顔の症状を何とかしたいと治療を希望することが多い．実際に手術を施行するには，患者はとても恐怖心が強いので，無麻酔で可能な外来での凍結療法などでさえできないことが多い．したがって，全身麻酔下になるべく多くの腫瘍をとる方法を考えるようになる．全身麻酔については，神経内科医や麻酔科医と相談して，痙攣のコントロールをしながら行う．

49. 肥満細胞症

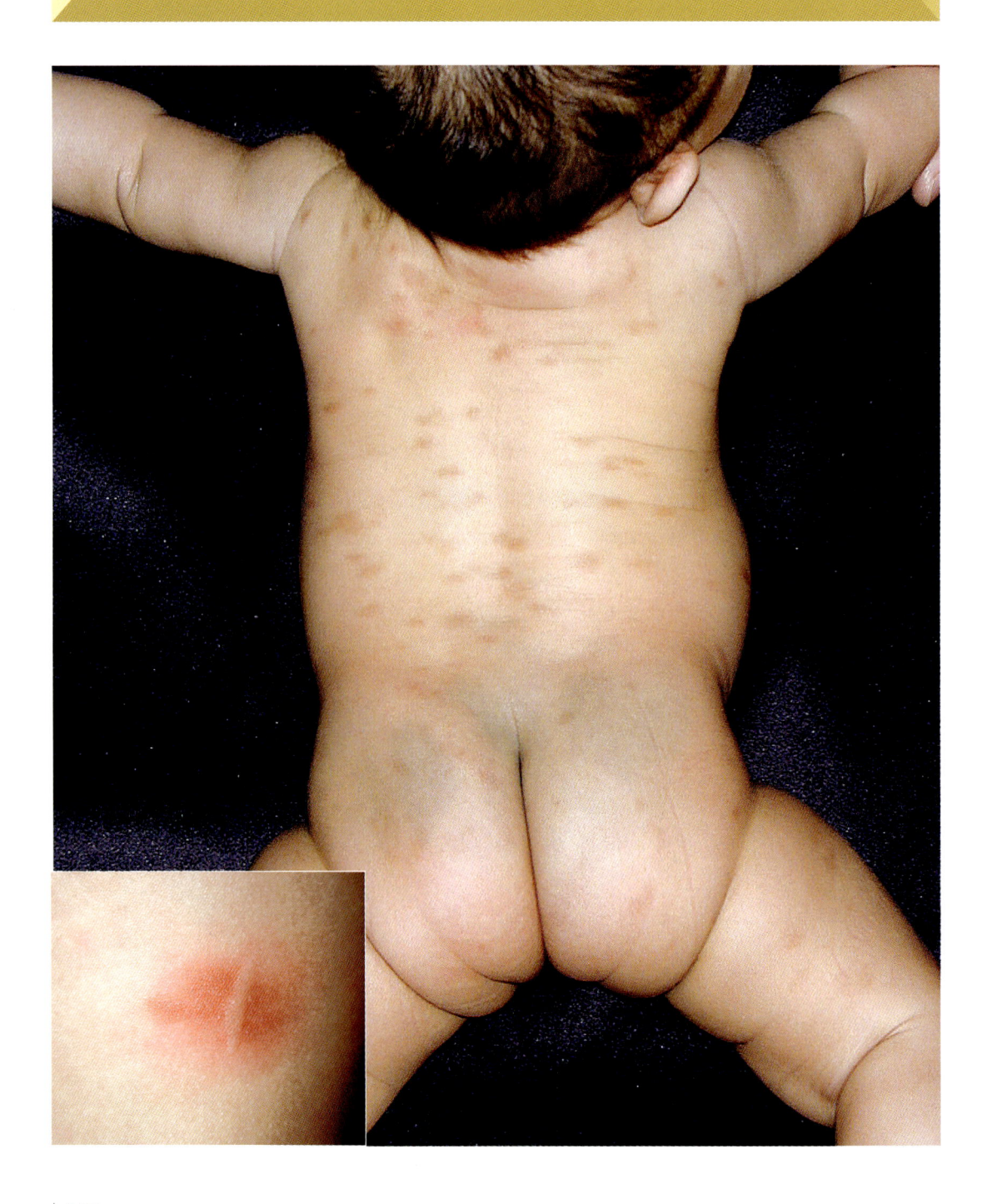

診かた・考えかた

　生後6ヵ月乳児の体幹を中心に，臀部，両大腿に淡褐色斑が多発している．
　淡褐色斑は，径数mm〜3cmくらいで境界がやや不鮮明で，上背部の斑は，紅色調を帯びるものや，周囲に広がる紅斑を伴うものがある．淡褐色斑は，出生時にはなかったが生後4ヵ月くらいから生じ，だんだん増加してきたという．入浴後に蕁麻疹ができたり，背部は一部が水疱を形成したことがあるという．カフェオレ斑と診断されて，紹介受診した症例であるが，褐色斑をよく見ると，紅色を帯びており，蕁麻疹様の膨疹を生じている．肥満細胞症を疑って細く固いものでスクラッチすると，ダリエ徴候陽性である（左下写真：スクラッチした部分に一致して生じた線状の膨疹〔ダリエ徴候陽性所見〕）．肥満細胞症は，皮膚もしくは全身性に肥満細胞が腫瘍性増殖する疾患で，皮膚のみのものは色素性蕁麻疹ともいわれる．小児期型は生後数ヵ月から生じ，思春期までに自然消退するのが普通である．皮膚型は単発もまれではなく，自然消退が早いため，報告が少ない．成人発症は症状が軽いが自然治癒傾向がみられず，まれに悪性化もする．

治療のポイント

　小児期発症のものは，自然消退し予後はよい．蕁麻疹発作には通常の蕁麻疹と同様に抗ヒスタミン薬，あるいは抗アレルギー薬で治療する．リン酸コデインなどのヒスタミン遊離作用のある薬剤摂取を避けるなどの注意をさせる．疑わしい症例は皮膚生検で診断する必要があるので，専門医に紹介する．

母親への対応

　母親に，「原因不明の，肥満細胞の増殖」という疾患を理解させることは難しい．ただし自然治癒していく疾患であることを説明し，皮膚生検のできる施設へ紹介する．

※肥満細胞症の詳しい解説は123ページ参照

私の処方

- ペリアクチン®シロップ　2mL　分2　14日分

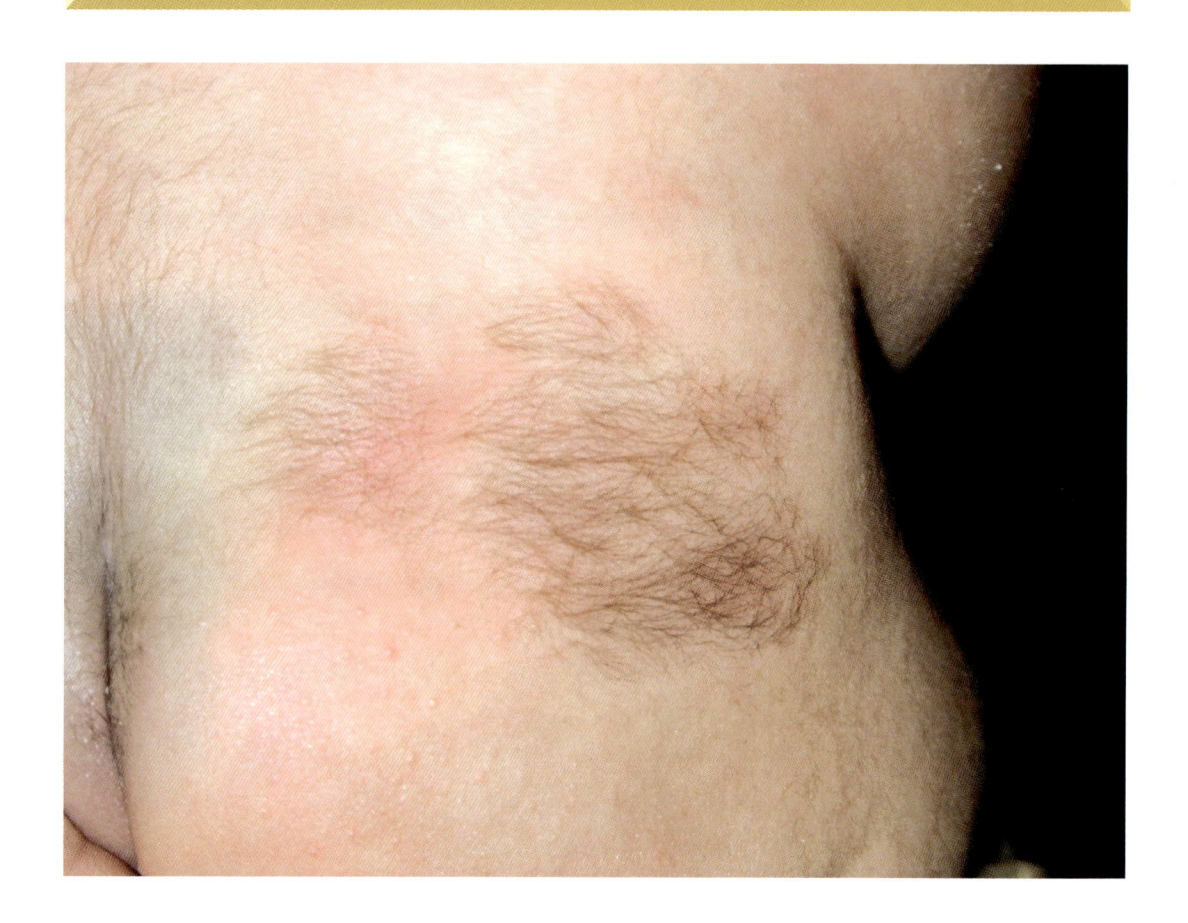

50. 平滑筋母斑
立毛筋母斑

診かた・考えかた

生後1ヵ月くらいのときから，腰殿部に毛髪が濃い局面があることに気づいたという．殿部に，数cm大のわずかに隆起した，有毛性淡紅褐色局面を見る．

周囲との境界はやや不明瞭である．

立毛筋部の過誤腫で，生涯消えることはないが，悪性化もない．

治療のポイント

診断は，皮膚生検で立毛筋様組織の増殖を確認する．

治療するとなると，切除をするしかないが，比較的大きいので，切除は分割切除やエキスパンションが必要である．

整容的には，上記のような切除をするよりも，毛髪を処理することだけでよい場合が多い．

母親への対応

まず毛髪の処理をして，整容的に目立たないようにする方法を勧める．

レーザー脱毛も可能である．治療は整容目的が大きいこと，また目立たない部位にある場合が多いので，本人の意志が確認できることが望ましいと伝える．

必要があれば，生検による診断と，切除術が可能な，しかるべき施設へ紹介する．

42. 神経線維腫症 1 型の解説

神経線維腫症 1 型 neurofibromatosis type 1:NF1:von Recklinghausen disease

病因：原因遺伝子第 17 染色体（17q11.2）．常染色体優性遺伝．出生 1/3000 人．ただし 6 割は突然変異によるとされ孤発例．
☆臨床症状から NF は 8 型があるが，NF2 を除くと非常にまれ．NF2 も 1 に比べるとまれで，1/5 万〜10 万人．関連遺伝子は第 22 染色体（22q11）両側聴神経鞘腫など中枢病変が主体．

症状：
（**カフェオレ斑 café-au-lait spot**）出生時〜生後 6 ヵ月までに淡いミルクコーヒー様円形から楕円形の周囲との境界明瞭で平坦な色素斑：カフェオレ斑が 6 個以上存在したら，本症を疑う．10cm くらいまでの皮疹を大レックリングハウゼン斑，1cm 以下を小レックリングハウゼン斑を呼ぶ．1 つの色素斑の中に濃淡はみられない．月齢とともに徐々に細かい小カフェオレ斑が増加．顔面，頸部，腋窩（axillary freckling），鼠径部に多発しやすい．

（**神経線維腫 neurofibroma**）乳幼児期には目立たないことが多いが，思春期以降には全身皮膚に大小さまざまな，皮膚を持ち上げるように皮下から隆起する柔らかい腫瘤が出現する．色調は皮膚色〜淡紅色〜淡褐色．徐々に増大し懸垂する場合もある diffuse plexiform neurofibroma．末梢神経内に神経線維腫が生じることもあり nodular plexiform neurofibroma，皮下の神経走行に沿ってやや硬い腫瘤として触れる．そのほか，貧血母斑や若年性黄色肉芽腫 juvenile xanthogranuloma ができることがある．まれに神経線維腫が悪性化する．

（**中枢神経**）脳神経，脊髄神経の神経線維腫，グリア細胞腫，髄膜腫など．痙攣発作，知能低下など．神経症状がでる場合には生後から幼児期までに症状を出すことが多いが，以後 10 歳前後まで徐々に進行して発症することがある．

（**眼**）虹彩結節（Lisch nodule）は幼児期から発見されることが多くなり診断的価値がある．まれに先天性緑内障，網膜腫瘍など．

（**骨**）偽関節，骨欠損などは早期から発見される．思春期以降は半数に脊柱側彎，胸郭変形をみる．

治療：カフェオレ斑にはメラニン用レーザー照射．腫瘍は切除．

46. 色素失調症　Bloch-Sulzberger 症候群の解説

色素失調症 Bloch-Sulzberger 症候群

病因：Xq28 染色体上の NEMO（NFκ-β essential modulator）遺伝子の変異により発症する．X 染色体優性遺伝形式をとるため，患者の 95％ 以上が女児である．臨床症状は，外胚葉系組織に異常をきたし，皮膚の病変，眼病変（網膜血管異常・神経膠腫，白内障など），歯の異常（歯牙萌出遅延，欠損，形態異常など）の合併率が高い．また頻度は低いが中枢神経系異常（てんかんなど）や骨格異常がみられることがある．診断は，炎症期に皮膚生検にて表皮内水疱の好酸球浸潤をみることや血中の好酸球増多を参考としてきたが，遺伝子検索も可能となった．それぞれを各科で精査し，治療を行う．生命予後はよい．皮膚症状は，出生直後から生じるため，発見のてがかりとなる．非常に特徴的な症状をとり，4 期に分類される．

① **炎症期**（出生後〜生後 3 ヵ月）：出生時から生後 1 週間以内に，紅斑を伴う粟粒大から米粒大の小水疱が，頭部，体幹，四肢を好発部位として多数発生する．それらの配列は，Blashco 線に沿い列序性に並ぶことが多い．水疱はやぶれてはまた新生するのを繰り返すが，3 ヵ月くらいで，疣状に硬くなる．

② **疣状苔癬期**（生後 3 ヵ月〜6 ヵ月）：炎症期の症状はやがて，角質増殖性の疣贅状丘疹が集簇しゴツゴツした硬い皮疹に変化する．とくに下肢の遠位部に疣贅状変化が強く起こりやすい．このときには，下記の色素沈着がすでに生じることも多い．

③ **色素沈着期**（生後 6 ヵ月〜幼児期）：さらに，疣贅状丘疹が脱落するころには，渦巻状あるいはマーブル状などと表現される特徴ある曲線を描く，灰褐色〜紫褐色の色素沈着が残る．

④ **消退期**（6 歳〜12 歳）：色素沈着は消失していく．頭部の皮疹は瘢痕性脱毛を残すことが多い．

49. 肥満細胞症の解説

肥満細胞症　（色素性蕁麻疹，肥満細胞腫）

肥満細胞が腫瘍性に増殖する疾患で，皮膚が主な病変部位である疾患．生後6ヵ月から1歳くらいまでに，単発，あるいは多発する小褐色斑として発症する．乳児発症がほとんどであるが，まれに成人期に発症する．まれに骨髄，脾臓，消化管などにも肥満細胞が増殖するとされるが，小児ではきわめてまれである．
小褐色斑は，紅斑を伴いやすく，水疱形成をすることが特徴である．これは肥満細胞の脱顆粒によるもので，蕁麻疹発作を起こすため，多発型では全身症状も起こしやすい．
蕁麻疹発作を防ぐ機械的刺激や温熱を避け，抗ヒスタミン薬内服で対症療法する．
診断は，皮膚病理検査にて行うことがほとんどである．徐々に自然消退をきたすため，予後はよい．

こどものあざによくみる50症状
どう診て・どう対応するか　　　　　　　　　　©2007

定価（本体4,700円＋税）

2007年4月25日　1版1刷

監　修　山本　一哉
著　者　佐々木りか子
発行者　株式会社　南山堂
代表者　鈴木　肇

〒113-0034　東京都文京区湯島4丁目1-11
Tel　編集(03)5689-7850・営業(03)5689-7855
振替口座　00110-5-6338
ISBN 978-4-525-28461-9　　　　　　　Printed in Japan

本書の内容の一部，あるいは全部を無断で複写複製することは（複写機などいかなる方法によっても），法律で認められた場合を除き，著作者および出版社の権利の侵害となりますので，ご注意ください．